JN080312

ハート先生の心電図レクチャー

基礎編

市田 聡

照林社

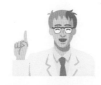

はじめに

　本書『ハート先生の心電図レクチャー 基礎編』は、2002年に私が執筆し出版した『ハート先生の心電図教室 Part 1』が原典になっています。

　私自身は大阪大学病院から国立循環器病センター（現 国立循環器病研究センター）で臨床検査技師として長らく心臓病診断検査を行ってきました。特に、国立循環器病センターでは心臓カテーテル室で心血行動態検査を行っていたのですが、そのカテ室では医師、看護師、臨床検査技師、診療放射線技師などがチームとなって検査・診断に取り組む、まさにチーム医療の現場でした。その中で、特に看護師のみなさんは、カテ室という特殊な環境に配属されると、今までの病棟や外来での経験とはまったく違った環境になり、とまどう方も多くおられました。しかも、心臓病診断の基本となる心電図については、学生時代や病棟勤務、それも循環器系以外の病棟勤務の場合、看護師はなかなか学習する機会が少なく、理解しにくい代物でした。

　そのような背景から、この心電図という厄介者をわかりやすく説明するために、心電図の成り立ちや不整脈のあらましを単純に解説するのではなく、実際に看護師のみなさんが働いている病棟の日常に例えてコミック漫画風にアレンジし解説する心電図本として出版しました。

　すると大きな反響があり、多くの看護師の方々や臨床検査技師、診療放射線技師、その他コメディカルスタッフのみなさんに読んでいただきました。後から知ったのですが、医学部の学生や研修医の方々も、多く、この書籍で学習されたそうです。

　その後、改訂版、さらに復刻改訂新版として2016年までシリーズとして出版されてきました。ただ、2021年に諸般の事情から、この『ハート先生の心電図教室』は絶版となりました。

　その後も、医療関係者からの問合せ、特に再販の要望がしばしば寄せられ、今回、株式会社照林社の協力によってリニューアル発行されることになりました。以前の本が基本になっていますが、全体的に見直し修正を加え、デザインなども一新しています。

　この本を読んで、心電図の苦手意識が少しでも改善できることを期待しています。

2024年5月

一般社団法人 心臓病検診推進センター

センター長　**市田　聡**

CONTENTS

1 心電図波形をつくる原動力 ………… 8

2 仕事の号令を発し、伝える能力 ………… 13

3 心電図の波形はどのようにできるのか ………… 16

4 興奮の伝播と心電図波形の関係 ………… 17

5 誘導法の基本①：四肢誘導の目の位置 ………… 18

6 誘導法の基本②：胸部誘導の目の位置 ………… 20

7 正常12誘導の特徴 ………… 21

8 心電図波形が描かれる原則 ………… 24

9 12誘導心電図検査の手順 ………… 28

10 12誘導心電図の役割が発揮される場面 ………… 32

11 12誘導心電図で虚血性心疾患を判定する ………… 34

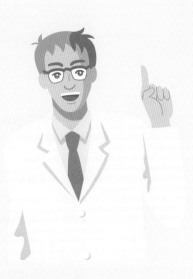

12 心電図の波の大きさの変化 ………… 36

13 心電図モニター誘導のとらえ方 ………… 40

14 基本の心電図波形と正常洞調律 ………… 44

15 心臓のポンプとしての役割 ………… 45

16 心拍数の数え方 ………… 52

17 致死性不整脈の救命処置 ………… 92

18 だまされてしまう波形 ………… 94

19 体位の変化に伴う心電図波形の変化 ………… 96

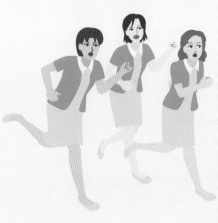

●洞性頻脈 ………… 48

●洞性徐脈 ………… 49

●洞不全症候群　SSS ………… 50

●逸脱収縮［補充収縮］ ………… 51

●上室性期外収縮　SVPC ………… 56

●心室性期外収縮　PVC or VPC ……… 58

●二段脈 ………… 60

●三段脈 ………… 60

●心房性期外収縮　PAC ………… 61

●右脚ブロック　RBBB ………… 66

●左脚ブロック　LBBB ………… 67

●左脚前枝ブロック　LAH ………… 68

●左脚後枝ブロック　LPH ………… 68

●房室接合部性調律 ………… 74

●発作性上室性頻拍　PSVT ………… 82

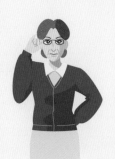

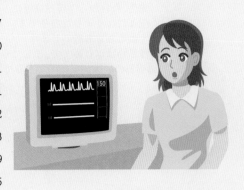

● 心室頻拍　VT ……………………………… 87
● 心室細動　VF ……………………………… 90
● QT延長症候群 …………………………… 91
● ブルガダ（Brugada）症候群 ……………… 91
● 心房細動　AF …………………………… 102
● 心房粗動　AFL …………………………… 103
● WPW症候群 ……………………………… 109
● 房室ブロック　A-V block ………………… 115
● 第1度房室ブロック ……………………… 115
● 第2度房室ブロック［不完全房室ブロック］ …… 116
● 第3度房室ブロック［完全房室ブロック］ ……… 118

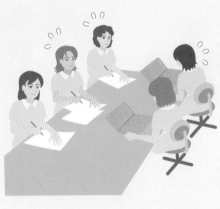

20 ペースメーカの役割 ……………………… 119
21 ペースメーカの分類コードとその意味 …… 120
22 ペーシング心電図波形の特徴 …………… 126
　● VVIペーシング ……………………… 127
　● DDDペーシング ……………………… 129
23 ペースメーカがうまく機能しないとき …… 132
24 電解質の異常と心電図変化 ……………… 146

資料①：抗不整脈薬の分類と作用機序 ……… 148
資料②：不整脈の危険度 …………………… 150
資料③：心電図・循環器に関する略語・用語集 … 152
索引 ………………………………………… 154

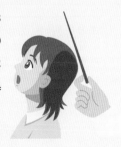
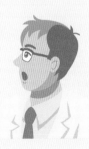

装丁・本文デザイン・図版制作：熊アート　編集制作・DTP：エイド出版　イラスト・図版制作：心臓病看護教育研究会

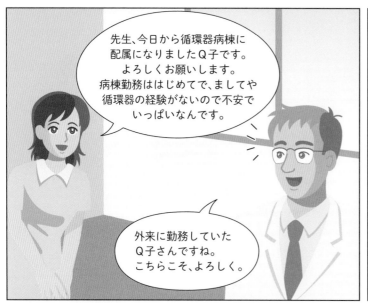

先生、今日から循環器病棟に配属になりましたQ子です。よろしくお願いします。病棟勤務ははじめてで、ましてや循環器の経験がないので不安でいっぱいなんです。

外来に勤務していたQ子さんですね。こちらこそ、よろしく。

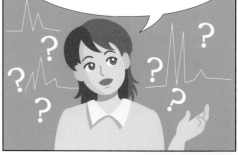

先日、師長から病棟勤務の説明を受けたのですが、モニターがいっぱいあって、患者さんの心電図が流れているのを見て、大変なんだな…と、思ってしまいました。先生、私、心電図が特に不得意で、よくわからないんです。心電図の読み方について、教えていただきたいのですが。

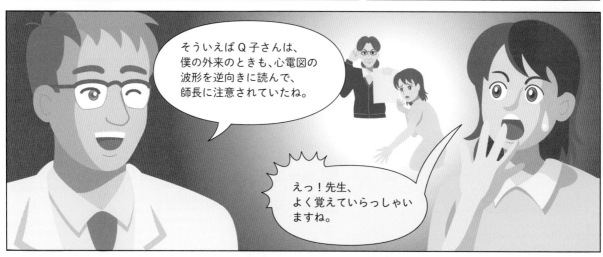

そういえばQ子さんは、僕の外来のときも、心電図の波形を逆向きに読んで、師長に注意されていたね。

えっ！先生、よく覚えていらっしゃいますね。

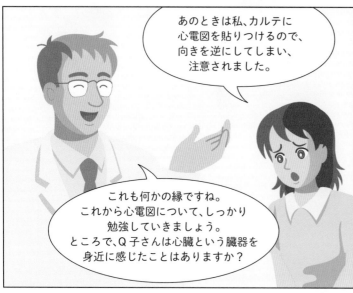

あのときは私、カルテに心電図を貼りつけるので、向きを逆にしてしまい、注意されました。

これも何かの縁ですね。これから心電図について、しっかり勉強していきましょう。ところで、Q子さんは心臓という臓器を身近に感じたことはありますか？

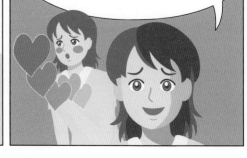

私、循環器科に勤務が決まったので、あらためて学生時代の教科書やノートを取り出して、読んでみたのですが…。それよりも、循環器科に勤務する初日にドキドキして、それであ〜私の心臓が叫んでるって、感じました。

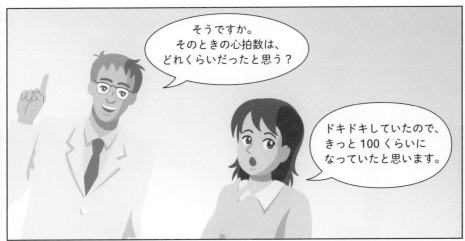

そうですか。
そのときの心拍数は、
どれくらいだったと思う？

ドキドキしていたので、
きっと100くらいに
なっていたと思います。

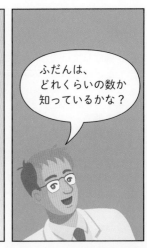

ふだんは、
どれくらいの数か
知っているかな？

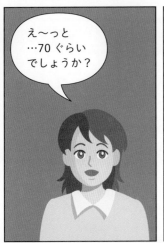

え～っと
…70ぐらい
でしょうか？

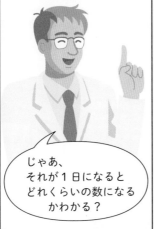

じゃあ、
それが1日になると
どれくらいの数になる
かわかる？

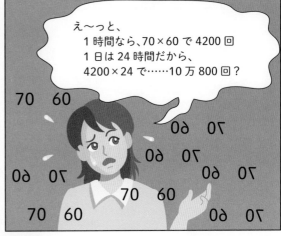

え～っと、
1時間なら、70×60で4200回
1日は24時間だから、
4200×24で……10万800回？

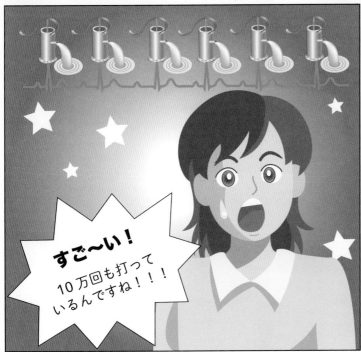

すご～い！
10万回も打って
いるんですね！！！

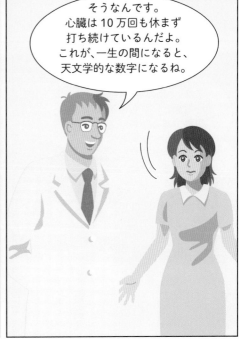

そうなんです。
心臓は10万回も休まず
打ち続けているんだよ。
これが、一生の間になると、
天文学的な数字になるね。

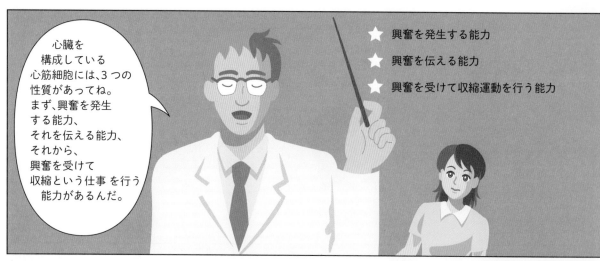

心臓を構成している心筋細胞には、3つの性質があってね。まず、興奮を発生する能力、それを伝える能力、それから、興奮を受けて収縮という仕事を行う能力があるんだ。

★ 興奮を発生する能力
★ 興奮を伝える能力
★ 興奮を受けて収縮運動を行う能力

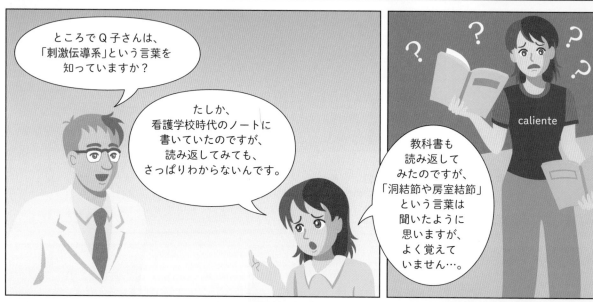

ところでQ子さんは、「刺激伝導系」という言葉を知っていますか?

たしか、看護学校時代のノートに書いていたのですが、読み返してみても、さっぱりわからないんです。

教科書も読み返してみたのですが、「洞結節や房室結節」という言葉は聞いたように思いますが、よく覚えていません…。

caliente

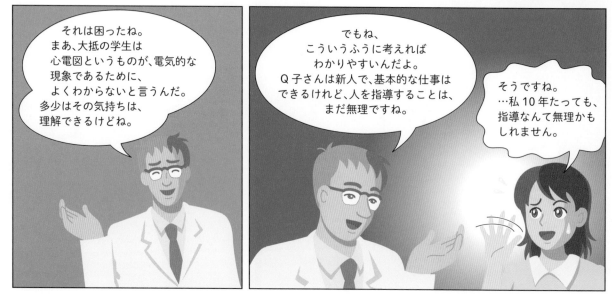

それは困ったね。まあ、大抵の学生は心電図というものが、電気的な現象であるために、よくわからないと言うんだ。多少はその気持ちは、理解できるけどね。

でもね、こういうふうに考えればわかりやすいんだよ。Q子さんは新人で、基本的な仕事はできるけれど、人を指導することは、まだ無理ですね。

そうですね。…私10年たっても、指導なんて無理かもしれません。

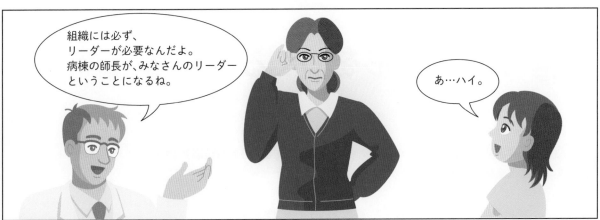

組織には必ず、
リーダーが必要なんだよ。
病棟の師長が、みなさんのリーダー
ということになるね。

あ…ハイ。

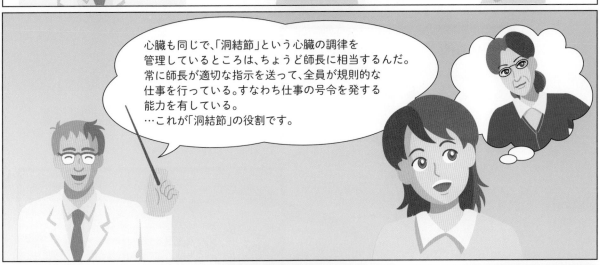

心臓も同じで、「洞結節」という心臓の調律を
管理しているところは、ちょうど師長に相当するんだ。
常に師長が適切な指示を送って、全員が規則的な
仕事を行っている。すなわち仕事の号令を発する
能力を有している。
…これが「洞結節」の役割です。

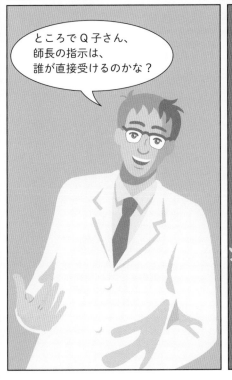

ところでQ子さん、
師長の指示は、
誰が直接受けるのかな？

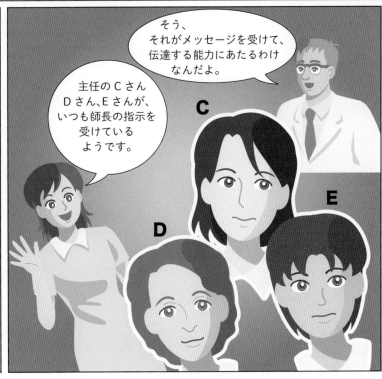

そう、
それがメッセージを受けて、
伝達する能力にあたるわけ
なんだよ。

主任のCさん
Dさん、Eさんが、
いつも師長の指示を
受けている
ようです。

C

D

E

心電図波形をつくる原動力

　心電図を理解するためには、どうしても多少の厄介者である「刺激伝導系」を知っておく必要があります。まずは全体のイメージをつかんでおきましょう。

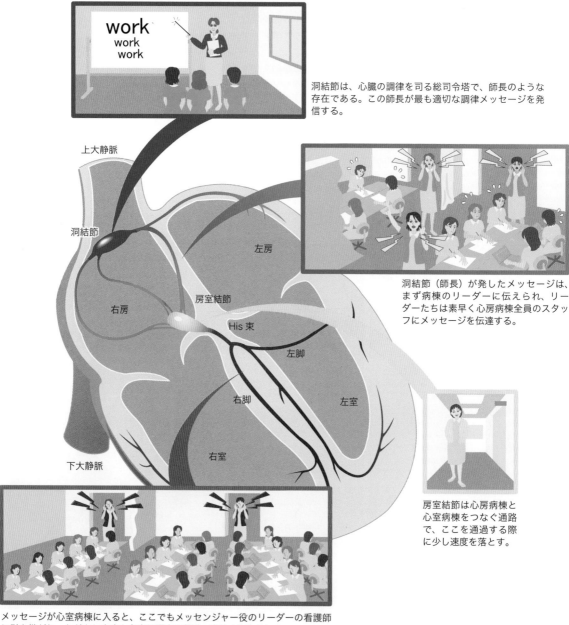

刺激伝導系のイメージ

洞結節は、心臓の調律を司る総司令塔で、師長のような存在である。この師長が最も適切な調律メッセージを発信する。

洞結節（師長）が発したメッセージは、まず病棟のリーダーに伝えられ、リーダーたちは素早く心房病棟全員のスタッフにメッセージを伝達する。

房室結節は心房病棟と心室病棟をつなぐ通路で、ここを通過する際に少し速度を落とす。

メッセージが心室病棟に入ると、ここでもメッセンジャー役のリーダーの看護師に引き継がれ、ただちに右室と左室の両方の部屋へ素早く伝えられる。

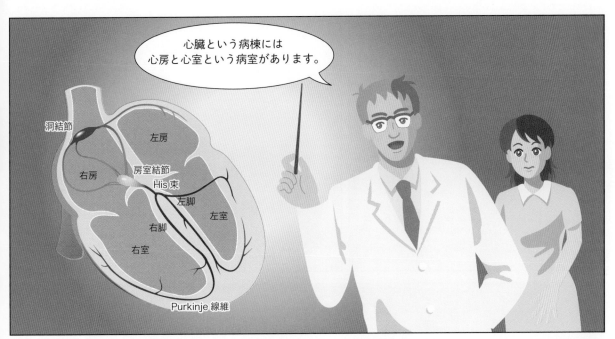

心臓という病棟には
心房と心室という病室があります。

さらに
心房には、右心房と左心房それぞれの部屋があり、

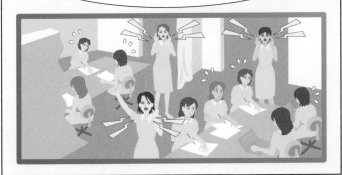

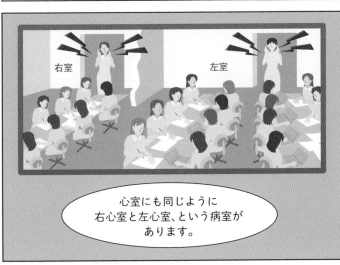

心室にも同じように
右心室と左心室、という病室が
あります。

仕事のメッセージは、
右心房側にいる洞結節（師長）が、
心房の主任にまず伝えます。

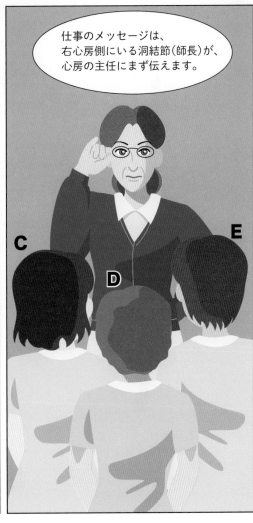

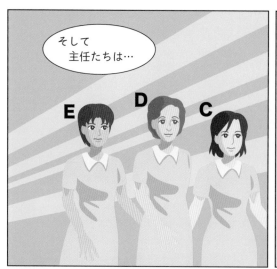

そして
主任たちは…

E D C

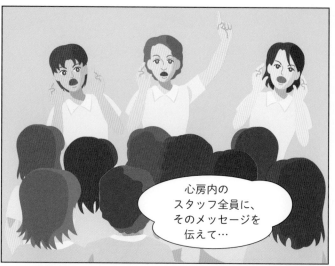

心房内の
スタッフ全員に、
そのメッセージを
伝えて…

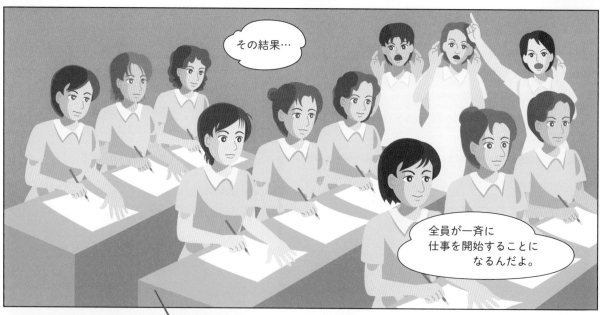

その結果…

全員が一斉に
仕事を開始することに
なるんだよ。

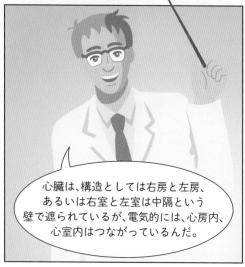

心臓は、構造としては右房と左房、
あるいは右室と左室は中隔という
壁で遮られているが、電気的には、心房内、
心室内はつながっているんだ。

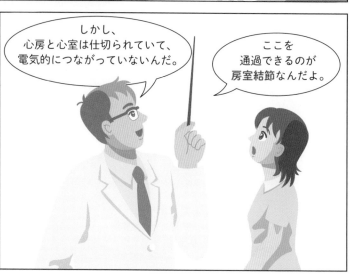

しかし、
心房と心室は仕切られていて、
電気的につながっていないんだ。

ここを
通過できるのが
房室結節なんだよ。

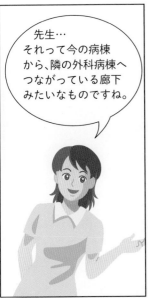

先生…
それって今の病棟
から、隣の外科病棟へ
つながっている廊下
みたいなものですね。

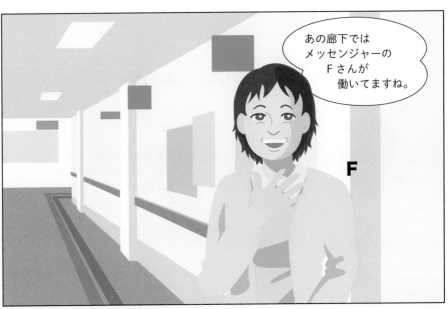

あの廊下では
メッセンジャーの
Fさんが
働いてますね。

F

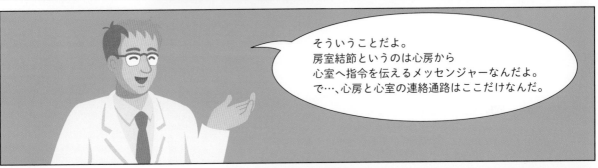

そういうことだよ。
房室結節というのは心房から
心室へ指令を伝えるメッセンジャーなんだよ。
で…、心房と心室の連絡通路はここだけなんだ。

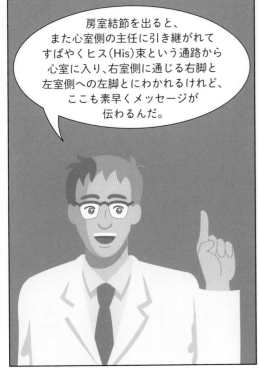

房室結節を出ると、
また心室側の主任に引き継がれて
すばやくヒス(His)束という通路から
心室に入り、右室側に通じる右脚と
左室側への左脚とにわかれるけれど、
ここも素早くメッセージが
伝わるんだ。

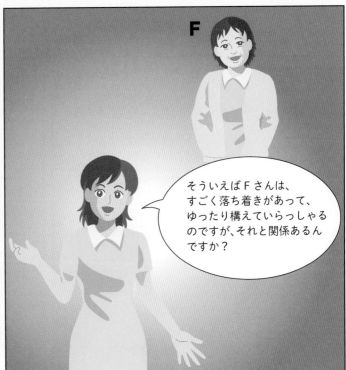

F

そういえばFさんは、
すごく落ち着きがあって、
ゆったり構えていらっしゃる
のですが、それと関係あるん
ですか？

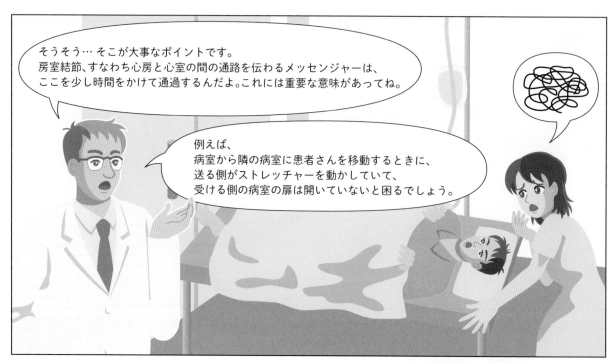

そうそう… そこが大事なポイントです。
房室結節、すなわち心房と心室の間の通路を伝わるメッセンジャーは、
ここを少し時間をかけて通過するんだよ。これには重要な意味があってね。

例えば、
病室から隣の病室に患者さんを移動するときに、
送る側がストレッチャーを動かしていて、
受ける側の病室の扉は開いていないと困るでしょう。

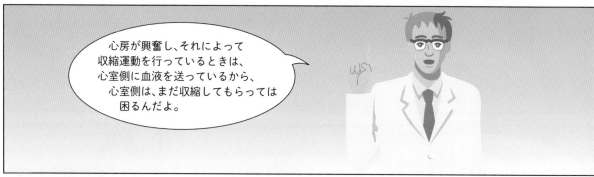

心房が興奮し、それによって
収縮運動を行っているときは、
心室側に血液を送っているから、
心室側は、まだ収縮してもらっては
困るんだよ。

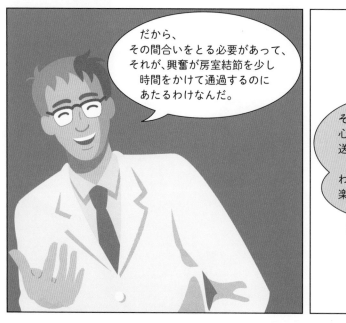

だから、
その間合いをとる必要があって、
それが、興奮が房室結節を少し
時間をかけて通過するのに
あたるわけなんだ。

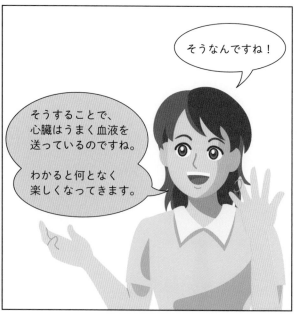

そうなんですね！

そうすることで、
心臓はうまく血液を
送っているのですね。

わかると何となく
楽しくなってきます。

② 仕事の号令を発し、伝える能力

　洞結節（病棟の師長）や房室結節、心室側に存在する号令を生み出す能力を有する心筋細胞（病棟の主任やリーダー）をペースメーカ細胞と呼びます。

　この中で、最も能力が高いものが洞結節で、ここが最初の号令を発します。そのため、普段は房室結節や心室側の主任たちは洞結節（師長）の号令で仕事を行っているのです。しかし、洞結節が号令を発しなかったり、発した号令がうまく心房や心室の心筋細胞（病棟スタッフ）に届かない場合、房室結節や心室側のリーダーたちは代わりとなって号令を発することになります。

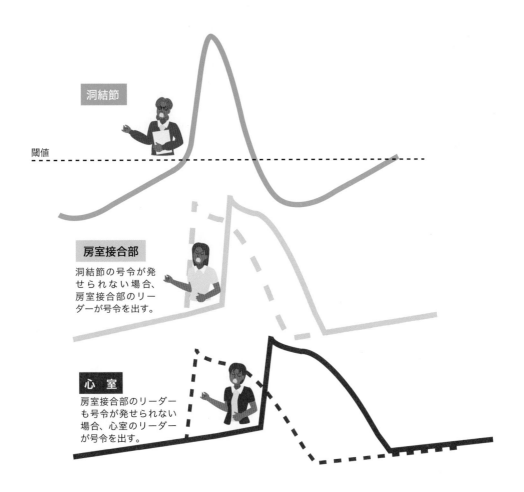

洞結節

閾値

房室接合部

洞結節の号令が発
せられない場合、
房室接合部のリー
ダーが号令を出す。

心　室

房室接合部のリーダー
も号令が発せられない
場合、心室のリーダー
が号令を出す。

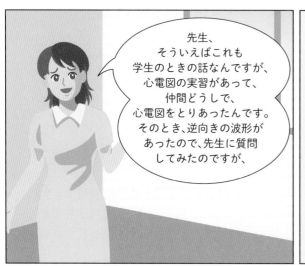

先生、
そういえばこれも
学生のときの話なんですが、
心電図の実習があって、
仲間どうしで、
心電図をとりあったんです。
そのとき、逆向きの波形が
あったので、先生に質問
してみたのですが、

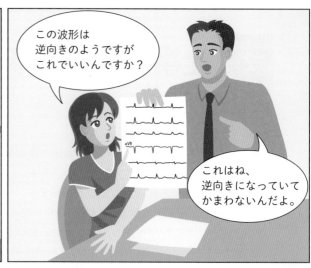

この波形は
逆向きのようですが
これでいいんですか？

これはね、
逆向きになっていて
かまわないんだよ。

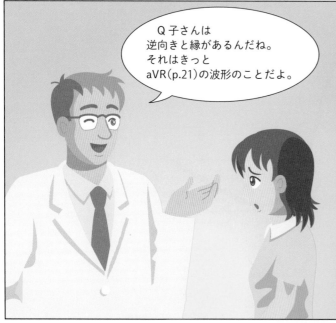

Q子さんは
逆向きと縁があるんだね。
それはきっと
aVR（p.21）の波形のことだよ。

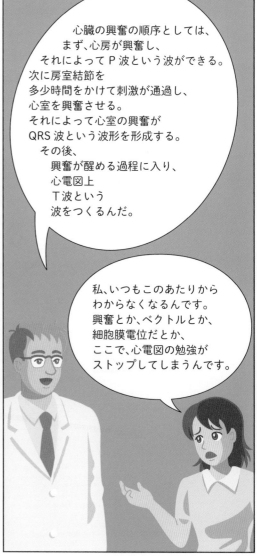

心臓の興奮の順序としては、
まず、心房が興奮し、
それによってP波という波ができる。
次に房室結節を
多少時間をかけて刺激が通過し、
心室を興奮させる。
それによって心室の興奮が
QRS波という波形を形成する。
その後、
興奮が醒める過程に入り、
心電図上
T波という
波をつくるんだ。

私、いつもこのあたりから
わからなくなるんです。
興奮とか、ベクトルとか、
細胞膜電位だとか、
ここで、心電図の勉強が
ストップしてしまうんです。

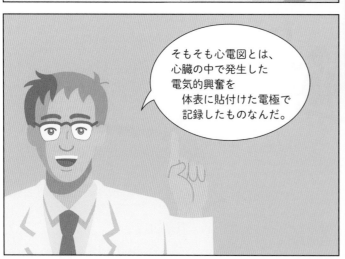

そもそも心電図とは、
心臓の中で発生した
電気的興奮を
体表に貼付けた電極で
記録したものなんだ。

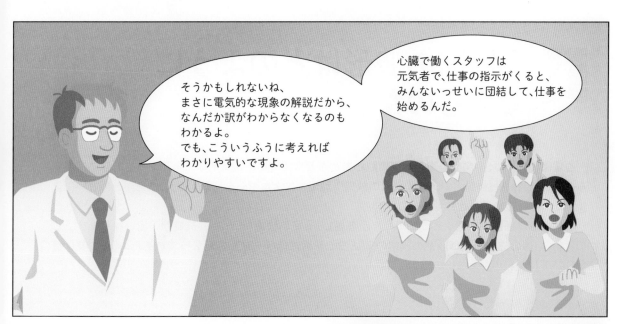

そうかもしれないね、
まさに電気的な現象の解説だから、
なんだか訳がわからなくなるのも
わかるよ。
でも、こういうふうに考えれば
わかりやすいですよ。

心臓で働くスタッフは
元気者で、仕事の指示がくると、
みんないっせいに団結して、仕事を
始めるんだ。

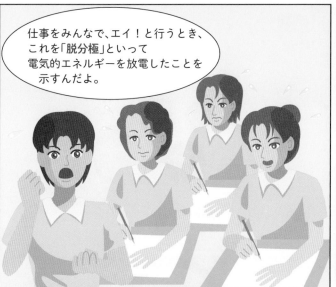

仕事をみんなで、エイ！と行うとき、
これを「脱分極」といって
電気的エネルギーを放電したことを
示すんだよ。

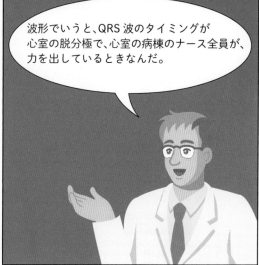

波形でいうと、QRS波のタイミングが
心室の脱分極で、心室の病棟のナース全員が、
力を出しているときなんだ。

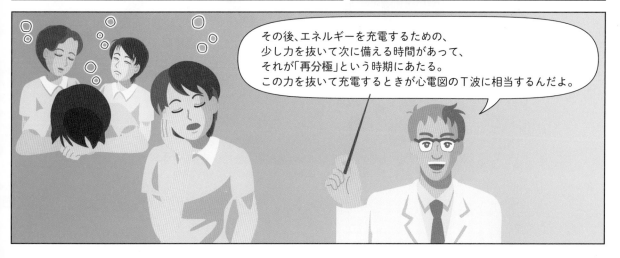

その後、エネルギーを充電するための、
少し力を抜いて次に備える時間があって、
それが「再分極」という時期にあたる。
この力を抜いて充電するときが心電図のT波に相当するんだよ。

3 心電図の波形はどのように できるのか

　心電図の波形は、心房や心室の心筋細胞がもともと抱えていた電気的なエネルギーを一気に放電することと（これを脱分極といいます）、次の放電に備えてエネルギーを充電する（これを再分極といいます）、それぞれの様子をとらえたものです。

　心房の心筋細胞が放電することでP波が登場し、心室の放電がQRS波、充電がT波となります。このとき、心房の充電の波は心室の放電のQRS波の時期にほぼ一致して起こっているため、この波は普段QRS波に隠れて見えないのです。

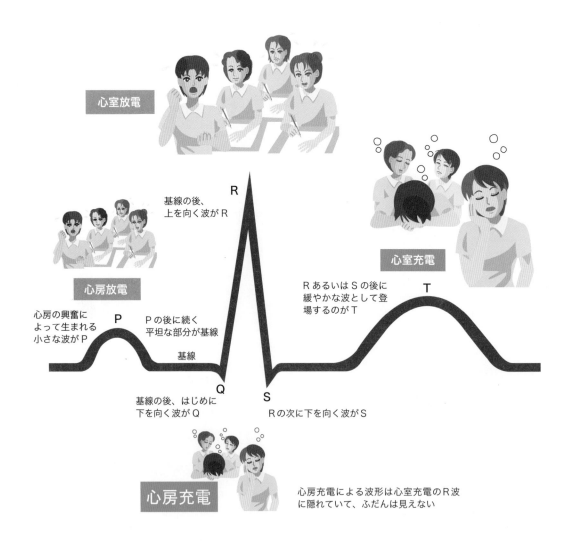

心室放電

基線の後、
上を向く波がR

R

心房放電

心房の興奮に
よって生まれる
小さな波がP

P

Pの後に続く
平坦な部分が基線

基線

基線の後、はじめに
下を向く波がQ

Q

S

Rの次に下を向く波がS

心室充電

RあるいはSの後に
緩やかな波として登
場するのがT

T

心房充電

心房充電による波形は心室充電のR波
に隠れていて、ふだんは見えない

4 興奮の伝播と心電図波形の関係

　ここでのポイントは、洞結節で起こった号令そのものは心電図の波形には登場しない、ということです。心電図は、仕事の号令を受けた心房のスタッフや心室のスタッフが活動することで生まれた、電気的な興奮を波形としてとらえたもの、だということです。

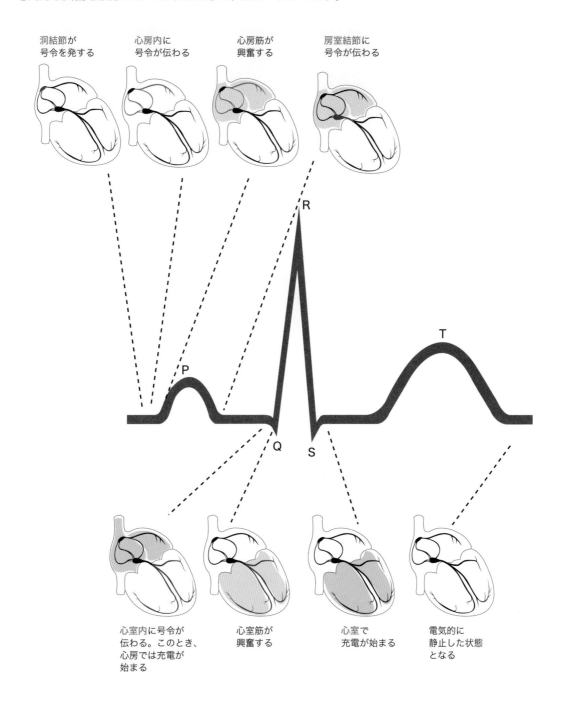

5 誘導法の基本①：四肢誘導の目の位置

　心電図波形は、基本的に「どの場所から心臓を眺めているか？」を反映しています。心電図の誘導法には、手足に付けた電極により記録される「四肢誘導」と、胸部に付けた電極により記録される「胸部誘導」があります。

　四肢誘導は、右手、左手、左足に付けた、それぞれの電極の組み合わせの関係でできています。プラス（＋）の電極が目の位置で、そこからマイナス（－）の電極方向を眺めています。

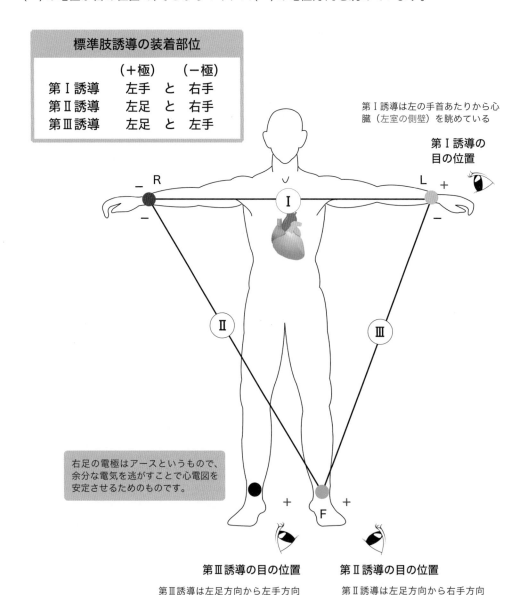

標準肢誘導の装着部位

	（＋極）		（－極）
第Ⅰ誘導	左手	と	右手
第Ⅱ誘導	左足	と	右手
第Ⅲ誘導	左足	と	左手

第Ⅰ誘導は左の手首あたりから心臓（左室の側壁）を眺めている

第Ⅰ誘導の目の位置

右足の電極はアースというもので、余分な電気を逃がすことで心電図を安定させるためのものです。

第Ⅲ誘導の目の位置

第Ⅲ誘導は左足方向から左手方向（左室の下壁）を眺めている

第Ⅱ誘導の目の位置

第Ⅱ誘導は左足方向から右手方向（左室の下壁）を眺めている

四肢誘導では、プラス（＋）側の電極の位置に注目します。そこに自分の目の位置があって、そこから心臓を眺めているものと考えるのです。ということは、まず第Ⅰ誘導は左手が＋なので、左手が目の位置です。また、Ⅱ誘導とⅢ誘導はどちらも左足が＋なので、そこが目の位置と考えます。

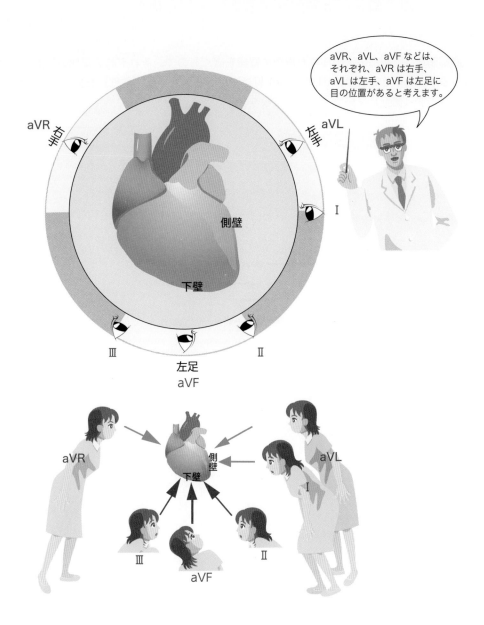

aVR、aVL、aVF などは、それぞれ、aVR は右手、aVL は左手、aVF は左足に目の位置があると考えます。

🛡 aVR、L、Fの各誘導に示される「aV」とは…

　心電図誘導方法で「単極誘導」という誘導方法があり、その場合はVという記号で示します。
　この単極誘導の電気的な接続の関係を変化させると、波高の大きさが元の心電図波形の1.5倍の大きさに増高します（augment：増高）。このような方法で得られたものを増高単極誘導といい、増高（a）された単極誘導（V）でaVとして表します（さほど大切な事柄ではありません）。

誘導法の基本②：
胸部誘導の目の位置

　胸部誘導は、胸部の決められた場所に電極を置くもので、それぞれの電極の位置が「目」の位置になります。ということは、V1 から V4 付近では心臓の前の壁（前壁）を見ることになり、V5 や V6 では横の壁（側壁）を観察することになります。

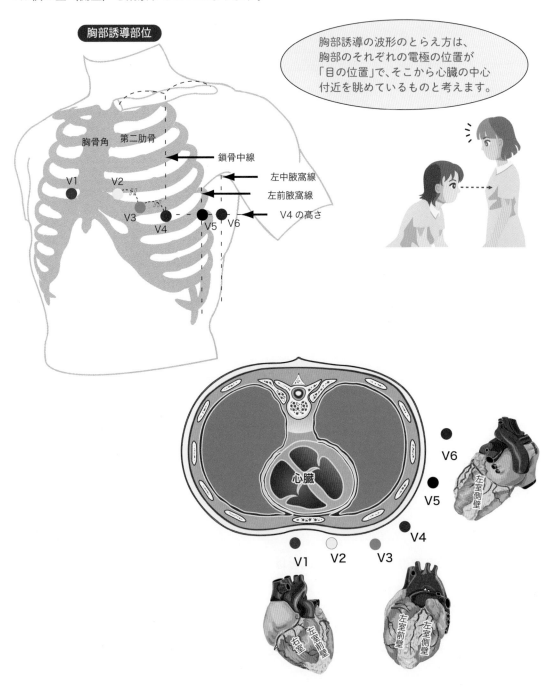

胸部誘導部位

胸骨角　第二肋骨

鎖骨中線

左中腋窩線

左前腋窩線

V4 の高さ

V1　V2　V3　V4　V5　V6

胸部誘導の波形のとらえ方は、胸部のそれぞれの電極の位置が「目の位置」で、そこから心臓の中心付近を眺めているものと考えます。

心臓

V6

V5

V4

V1　V2　V3

左室側壁

右室　左室前壁

左室前壁　左室側壁

7 正常12誘導の特徴

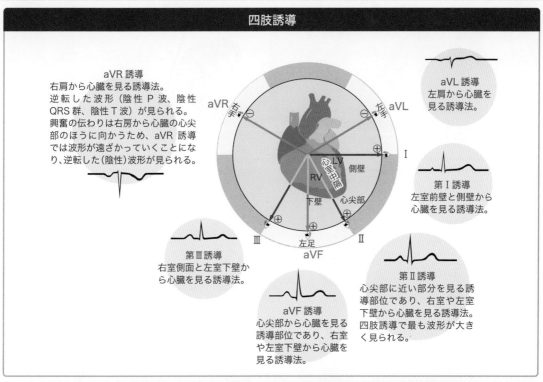

四肢誘導

aVR 誘導
右肩から心臓を見る誘導法。逆転した波形（陰性 P 波、陰性 QRS 群、陰性 T 波）が見られる。興奮の伝わりは右房から心臓の心尖部のほうに向かうため、aVR 誘導では波形が遠ざかっていくことになり、逆転した（陰性）波形が見られる。

aVL 誘導
左肩から心臓を見る誘導法。

第 I 誘導
左室前壁と側壁から心臓を見る誘導法。

第 III 誘導
右室側面と左室下壁から心臓を見る誘導法。

aVF 誘導
心尖部から心臓を見る誘導部位であり、右室や左室下壁から心臓を見る誘導法。

第 II 誘導
心尖部に近い部分を見る誘導部位であり、右室や左室下壁から心臓を見る誘導法。四肢誘導で最も波形が大きく見られる。

胸部誘導

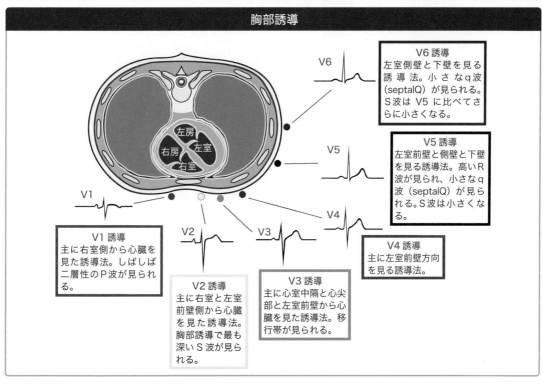

V6 誘導
左室側壁と下壁を見る誘導法。小さなq波（septalQ）が見られる。S波は V5 に比べてさらに小さくなる。

V5 誘導
左室前壁と側壁と下壁を見る誘導法。高いR波が見られ、小さなq波（septalQ）が見られる。S波は小さくなる。

V4 誘導
主に左室前壁方向を見る誘導法。

V1 誘導
主に右室側から心臓を見た誘導法。しばしば二層性のP波が見られる。

V2 誘導
主に右室と左室前壁側から心臓を見た誘導法。胸部誘導で最も深いS波が見られる。

V3 誘導
主に心室中隔と心尖部と左室前壁から心臓を見た誘導法。移行帯が見られる。

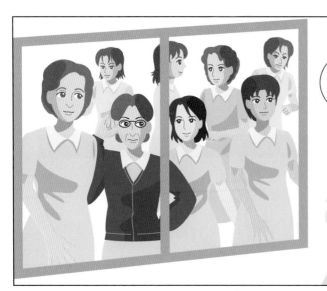

心電図の波形というのは、ちょうど
病室の窓の外からこうやって、
仕事を観察しているとする。
これが心電図の電極に相当するのだが
どう映るかということで、波形が描かれる。

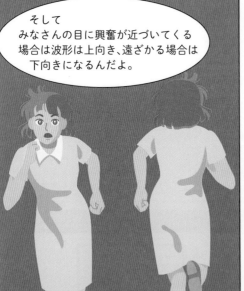

そして
みなさんの目に興奮が近づいてくる
場合は波形は上向き、遠ざかる場合は
下向きになるんだよ。

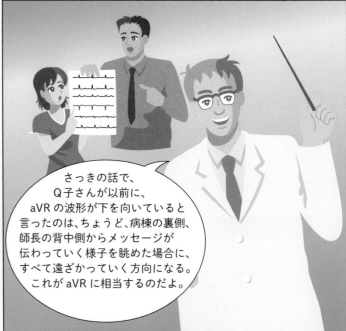

さっきの話で、
Q子さんが以前に、
aVRの波形が下を向いていると
言ったのは、ちょうど、病棟の裏側、
師長の背中側からメッセージが
伝わっていく様子を眺めた場合に、
すべて遠ざかっていく方向になる。
これがaVRに相当するのだよ。

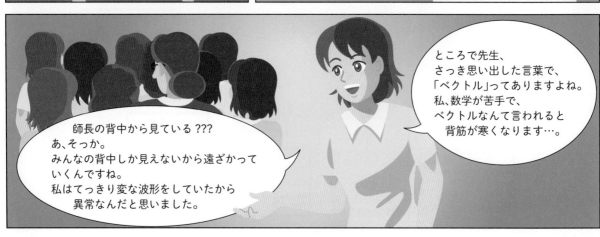

ところで先生、
さっき思い出した言葉で、
「ベクトル」ってありますよね。
私、数学が苦手で、
ベクトルなんて言われると
背筋が寒くなります…。

師長の背中から見ている ???
あ、そっか。
みんなの背中しか見えないから遠ざかって
いくんですね。
私はてっきり変な波形をしていたから
異常なんだと思いました。

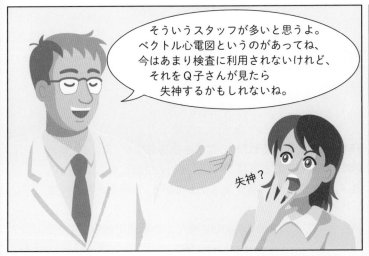

そういうスタッフが多いと思うよ。
ベクトル心電図というのがあってね、
今はあまり検査に利用されないけれど、
それをQ子さんが見たら
失神するかもしれないね。

失神？

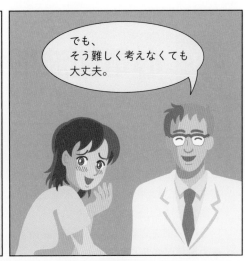

でも、
そう難しく考えなくても
大丈夫。

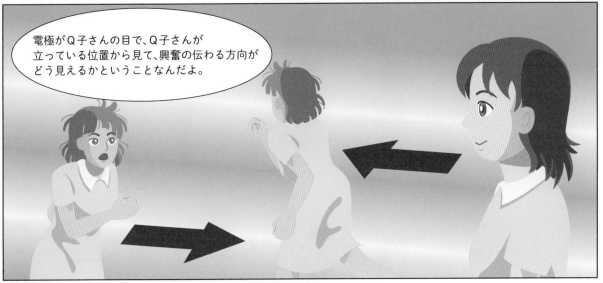

電極がQ子さんの目で、Q子さんが
立っている位置から見て、興奮の伝わる方向が
どう見えるかということなんだよ。

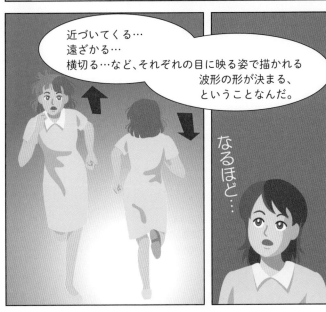

近づいてくる…
遠ざかる…
横切る…など、それぞれの目に映る姿で描かれる
波形の形が決まる、
ということなんだ。

なるほど…

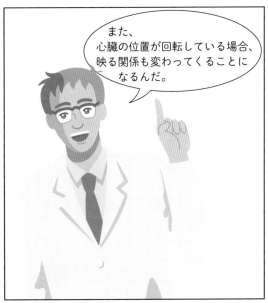

また、
心臓の位置が回転している場合、
映る関係も変わってくることに
なるんだ。

8 心電図波形が描かれる原則

　心電図波形が描かれるためには1つの原則があります。それは、心電図各誘導部位を「目」の位置と考えた場合、その場所で、心臓内を広がる電気的興奮を見たときに、興奮が「目」の位置に対して近づいてくる、と見えた場合には波形を上向きに描く。一方、その興奮が遠ざかっていく、と見えた場合には下向きに描く、というものです。

　この原則を理解しておくと心電図波形がどうして変化するのかが、すべてこの関係で説明ができ、その機序がわかりやすくなります。

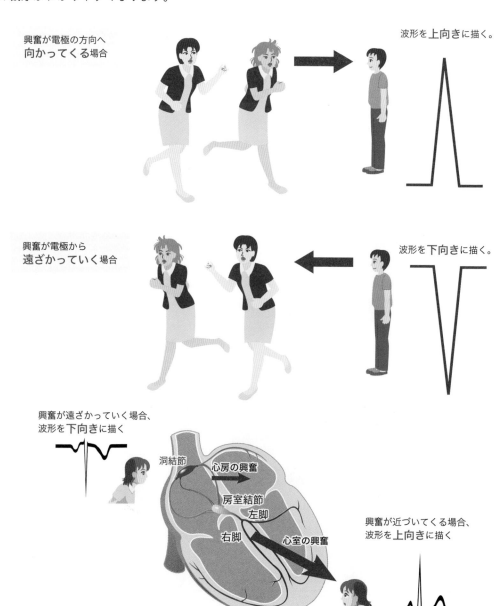

興奮が電極の方向へ
向かってくる場合

波形を上向きに描く。

興奮が電極から
遠ざかっていく場合

波形を下向きに描く。

興奮が遠ざかっていく場合、
波形を下向きに描く

洞結節

心房の興奮

房室結節

左脚

右脚

心室の興奮

興奮が近づいてくる場合、
波形を上向きに描く

🛡 電気軸のとらえ方

　電気軸を簡単にとらえるには、まず第Ⅰ誘導とaVFの誘導に着目します。第Ⅰ誘導が上向き(＋)となるには電気軸が−90°から＋90°の範囲の場合です。一方で、aVFが上向きになる場合、軸は0°から180°の範囲の場合です。この関係を理解しておくと、第Ⅰ誘導とaVFの波形が上向きか下向きの関係によって、電気軸が右軸偏位および左軸偏位であるかが判定できます。

　これらの関係は、サッカーのゴールキーパーの位置関係に例えるとわかりやすくなります。

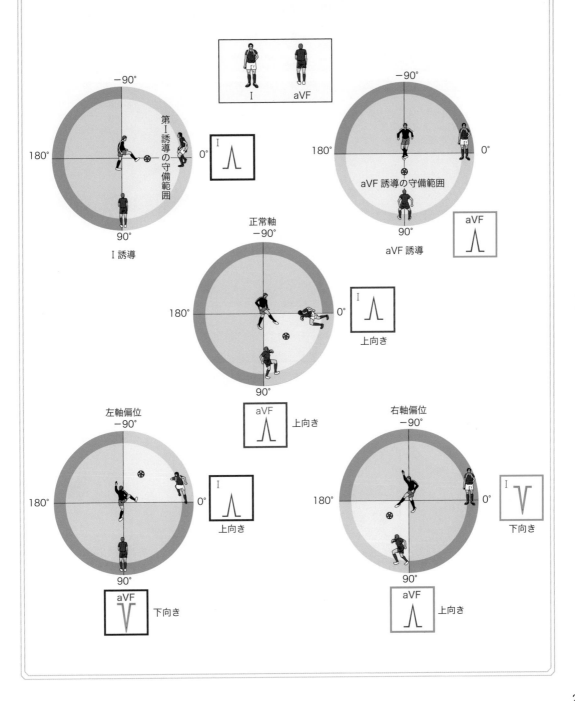

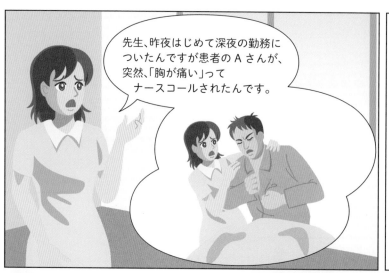

先生、昨夜はじめて深夜の勤務についたんですが患者のＡさんが、突然、「胸が痛い」ってナースコールされたんです。

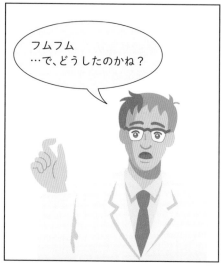

フムフム
…で、どうしたのかね？

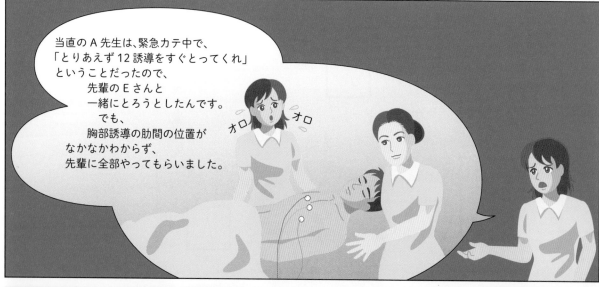

当直のＡ先生は、緊急カテ中で、「とりあえず12誘導をすぐとってくれ」ということだったので、先輩のＥさんと一緒にとろうとしたんです。でも、胸部誘導の肋間の位置がなかなかわからず、先輩に全部やってもらいました。

オロ オロ

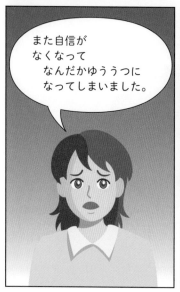

また自信が
なくなって
なんだかゆううつに
なってしまいました。

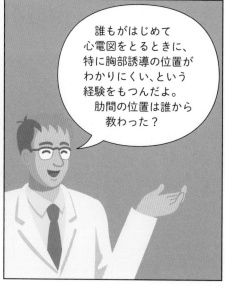

誰もがはじめて
心電図をとるときに、
特に胸部誘導の位置が
わかりにくい、という
経験をもつんだよ。
肋間の位置は誰から
教わった？

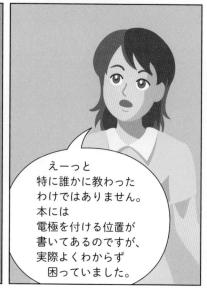

えーっと
特に誰かに教わった
わけではありません。
本には
電極を付ける位置が
書いてあるのですが、
実際よくわからず
困っていました。

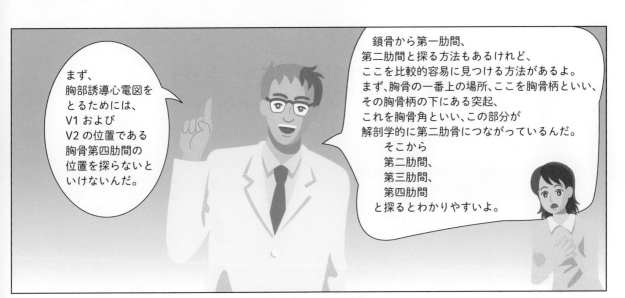

まず、胸部誘導心電図をとるためには、V1およびV2の位置である胸骨第四肋間の位置を探らないといけないんだ。

鎖骨から第一肋間、第二肋間と探る方法もあるけれど、ここを比較的容易に見つける方法があるよ。まず、胸骨の一番上の場所、ここを胸骨柄といい、その胸骨柄の下にある突起、これを胸骨角といい、この部分が解剖学的に第二肋骨につながっているんだ。そこから第二肋間、第三肋間、第四肋間と探るとわかりやすいよ。

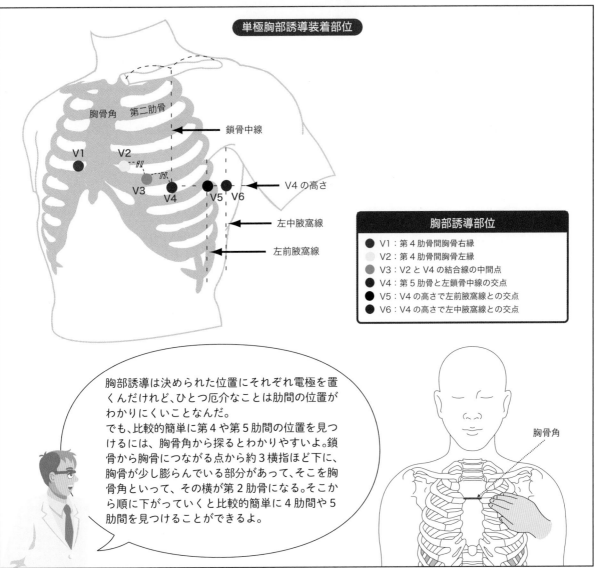

単極胸部誘導装着部位

胸骨角　第二肋骨

鎖骨中線

V1 V2 V3 V4 V5 V6

V4の高さ

左中腋窩線

左前腋窩線

胸部誘導部位

- V1：第4肋骨間胸骨右縁
- V2：第4肋骨間胸骨左縁
- V3：V2とV4の結合線の中間点
- V4：第5肋骨と左鎖骨中線の交点
- V5：V4の高さで左前腋窩線との交点
- V6：V4の高さで左中腋窩線との交点

胸部誘導は決められた位置にそれぞれ電極を置くんだけれど、ひとつ厄介なことは肋間の位置がわかりにくいことなんだ。
でも、比較的簡単に第4や第5肋間の位置を見つけるには、胸骨角から探るとわかりやすいよ。鎖骨から胸骨につながる点から約3横指ほど下に、胸骨が少し膨らんでいる部分があって、そこを胸骨角といって、その横が第2肋骨になる。そこから順に下がっていくと比較的簡単に4肋間や5肋間を見つけることができるよ。

胸骨角

12誘導心電図検査の手順

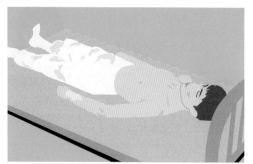

❶ 患者さんを安静仰臥位とし、まず左右の足と手首に心電図記録用クリームを塗る。

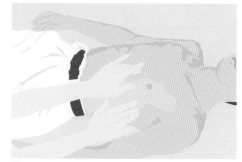

❷ 次に胸部誘導の装着部位を決定し、個々の部位にもクリームを塗る。

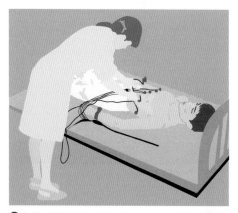

❸ 心電図電極を貼り付け、あらためて各位置の確認も行う。

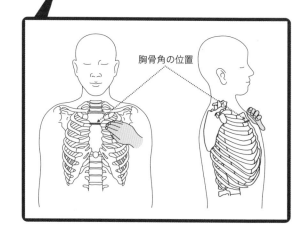

胸骨角の位置

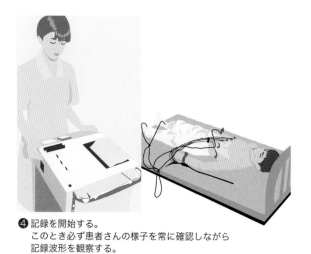

❹ 記録を開始する。
このとき必ず患者さんの様子を常に確認しながら記録波形を観察する。

🎗 心電図検査の迷信

　外来で心電図検査をする場合、例えば、腕時計を外すとかネックレスを外すというような言い伝えがありますが、まったくそのような必要はありません。中には入れ歯を外すというような迷信があって、何の意味もありません（患者さんが忘れて帰られると困ってしまいます）。また、電極を付ける際、アース（右足ー黒）から付けるという説もありますが、これも特に意味はありません。

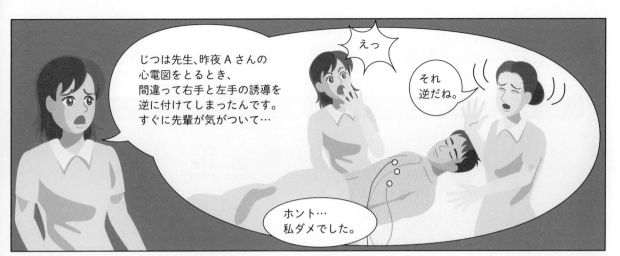

じつは先生、昨夜 A さんの心電図をとるとき、間違って右手と左手の誘導を逆に付けてしまったんです。すぐに先輩が気がついて…

えっ

それ逆だね。

ホント…私ダメでした。

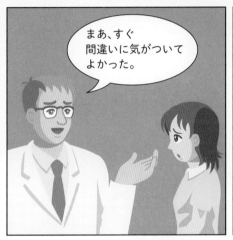

まあ、すぐ間違いに気がついてよかった。

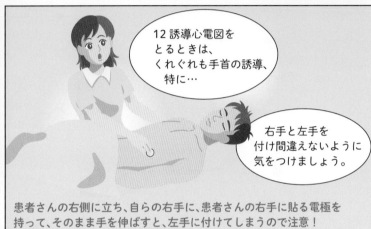

12 誘導心電図をとるときは、くれぐれも手首の誘導、特に…

右手と左手を付け間違えないように気をつけましょう。

患者さんの右側に立ち、自らの右手に、患者さんの右手に貼る電極を持って、そのまま手を伸ばすと、左手に付けてしまうので注意！

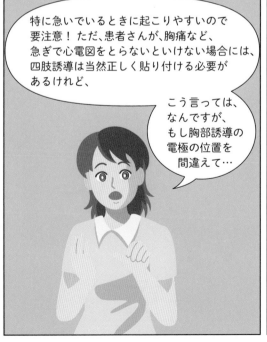

特に急いでいるときに起こりやすいので要注意！ただ、患者さんが、胸痛など、急ぎで心電図をとらないといけない場合には、四肢誘導は当然正しく貼り付ける必要があるけれど、

こう言っては、なんですが、もし胸部誘導の電極の位置を間違えて…

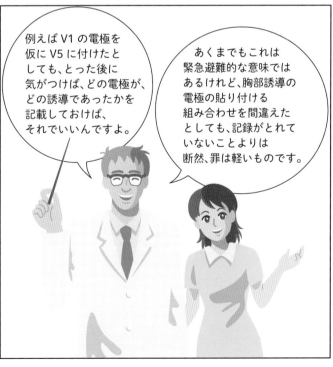

例えば V1 の電極を仮に V5 に付けたとしても、とった後に気がつけば、どの電極が、どの誘導であったかを記載しておけば、それでいいんですよ。

あくまでもこれは緊急避難的な意味ではあるけれど、胸部誘導の電極の貼り付ける組み合わせを間違えたとしても、記録がとれていないことよりは断然、罪は軽いものです。

右手と左手の心電図電極を付け間違えた場合の心電図変化

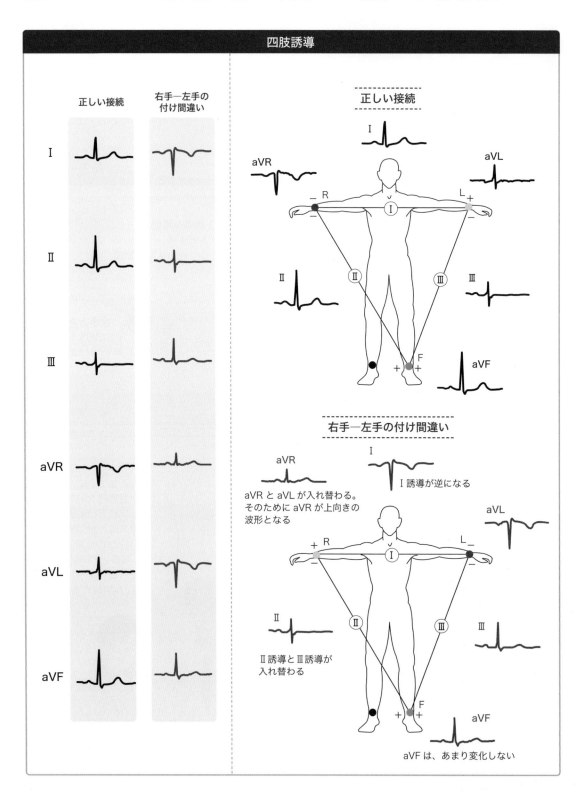

四肢誘導

正しい接続　　右手—左手の付け間違い

I　II　III　aVR　aVL　aVF

正しい接続

I
aVR　　aVL
II　　III
aVF

右手—左手の付け間違い

aVR

aVRとaVLが入れ替わる。そのためにaVRが上向きの波形となる

I

I誘導が逆になる

aVL

II誘導とIII誘導が入れ替わる

III

aVF

aVFは、あまり変化しない

正しい接続 | 右手―左手の付け間違い

V1

V2

V3

V4

V5

V6

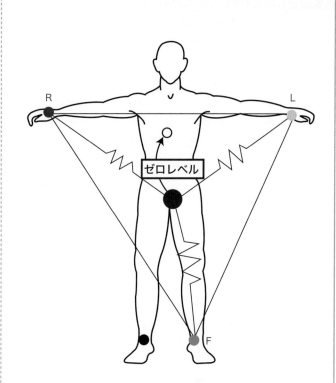

ゼロレベル

R

L

F

胸部誘導は右手と左手、左足の３つの電極を１点に合わせ基準電位（ゼロレベル）とした点と、胸部の各誘導の関係でできています。そのため、四肢誘導の右手・左手を付け間違えても、波形はほとんど変化しません。

※四肢誘導の電極を付ける場所は、両手首と両足首が基本ですが、もし、その場所に付けることができない場合には、手足の三角形を変えないよう（相似形）に電極を付けます。もし、手の電極を肩に付けた場合には、足の電極は腰のところに、手の電極を肘に付けた場合には、足の電極は膝の部分に付けます。

10 12誘導心電図の役割が発揮される場面

　心電図の誘導方法の基本は「12誘導」で、つまり波形が12個あります。これが心電図を厄介者にする原因ともいえます。

　心電図波形が12個もある理由は、「心臓を、さまざまな角度から見ることで、心臓の病気が心臓のどのあたりで起こっているのかが、おおよそ判断できる」からです。それは、心臓に血液を供給する冠動脈の走行に関係しています。

　冠動脈に狭窄や閉塞が起こると、心筋への血液の供給が減少あるいは途絶えてしまい心筋は虚血状態に陥ります。その結果、心電図にはさまざまな変化が発生します。これらの変化のメカニズムは多少複雑ではありますが、簡単に述べると、まず、心電図のSTというポイントが上下するような変化が起こります。基本的に、狭心症ではSTの低下で、急性心筋梗塞ではST上昇という変化が発生します。

　さらに心筋が壊死に陥った場合には、異常Q波という、大きく下向きに振れる波が発生します。

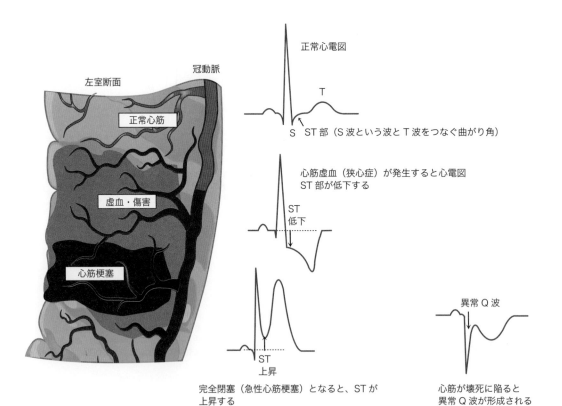

狭心症や心筋梗塞の心電図変化

冠動脈

左室断面

正常心筋

虚血・傷害

心筋梗塞

正常心電図

T

S　ST部（S波という波とT波をつなぐ曲がり角）

心筋虚血（狭心症）が発生すると心電図ST部が低下する

ST
低下

ST
上昇

完全閉塞（急性心筋梗塞）となると、STが上昇する

異常Q波

心筋が壊死に陥ると異常Q波が形成される

さてみなさん、ここで冠動脈という血管について説明します。
これは心臓に血液を供給している重要な血管で、大動脈の起始部から
右冠動脈と左冠動脈とが、それぞれ出ています。
左冠動脈は、さらに前行枝と回旋枝という血管にわかれて走行します。

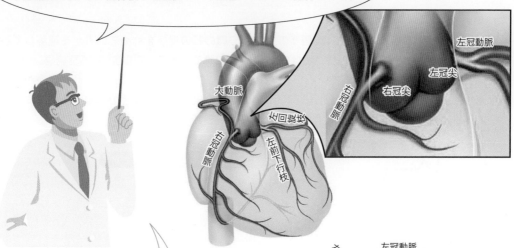

大動脈
右冠動脈
左回旋枝
左前下行枝
左冠動脈
左冠尖
右冠尖
右冠動脈

この冠動脈には支配領域というもの
があり、これは、それぞれの冠動脈が
心臓のどの部分に血液を供給してい
るかということです。
まず、左冠動脈の内の前下行枝は、主
に左室の前壁に、一方の回旋枝は左
室の側壁に血液を供給しています。
また右冠動脈は、主として左室の下
壁に血液を供給しています。

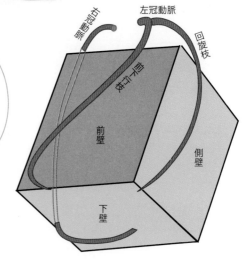

右冠動脈
左冠動脈
回旋枝
左前下行枝
前壁
側壁
下壁

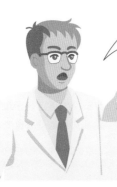

さて、12誘導心電図は波形は12個もありますが、
大きく3つのグループにわかれます。
じつは、この3つに分けるという考え方は、冠動脈の支配
領域の関係からきているものなのです。つまり、虚血とい
う病気が発生した場合、心電図に特有の変化が起こるので
すが、その変化というものが、どのグループに現れたのか、
ということから虚血の病気が心臓のどの場所に発生した
ものかと、おおよそ判定ができるのです。
これが12誘導心電図を使って虚血の病気を知る基本的
な考え方です。

11 12誘導心電図で虚血性心疾患を判定する

　12誘導心電図のとらえ方の基本は、個々の誘導が心臓のどの場所を眺めているかを理解しておくことです。第Ⅰ誘導とaVLおよびV5、V6は左室の側壁を眺めており、第Ⅱ誘導、第Ⅲ誘導、aVFは下壁を、V1、V2、V3、V4では前壁を見ていることになります。これらの関係から、特に心筋虚血が発生した場合、虚血によって起こる心電図変化(ST変化、異常Q波の出現など)が、どの誘導グループに発生したかによって、虚血が心臓の、どの部位に発生したのかが判定できます。

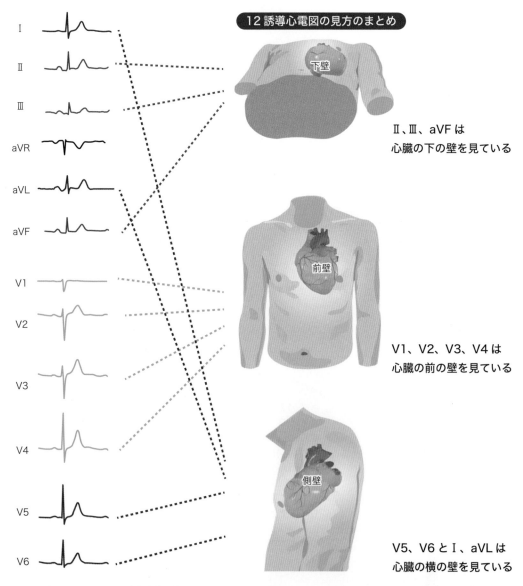

12誘導心電図の見方のまとめ

下壁

Ⅱ、Ⅲ、aVF は
心臓の下の壁を見ている

前壁

V1、V2、V3、V4 は
心臓の前の壁を見ている

側壁

V5、V6とⅠ、aVL は
心臓の横の壁を見ている

※aVRは右肩の辺りから心臓の中心方向に向かって眺めている誘導です。この誘導では、心臓に血液を供給する冠動脈の左冠動脈主幹部付近をみることができます。そのため、aVRに心筋虚血によって発生する心電図変化を認めた場合、左冠動脈主幹部の狭窄や閉塞を疑います。

下に示す心電図波形は心筋梗塞発症前と発症後を比較した胸部誘導波形です。

　発症前後で比較すると、心筋梗塞発症後では胸部誘導のV2からV4にかけて心電図のSTというポイント（矢印で示す場所）が上昇しています。

　ということは、胸部誘導のV2、V3、V4あたりは心臓（左室）の前の壁を眺めている誘導なので、この患者さんは前の壁の心筋梗塞（前壁梗塞）と判定できます。

　さらに、前壁は心臓に血液を供給する血管である冠動脈の左冠動脈の前下行枝が血液を供給しているため、左冠動脈の前下行枝が詰まったのではないかとも判断できるわけです。

　これが心電図を使って、特に心筋梗塞という病気を判定する方法です。

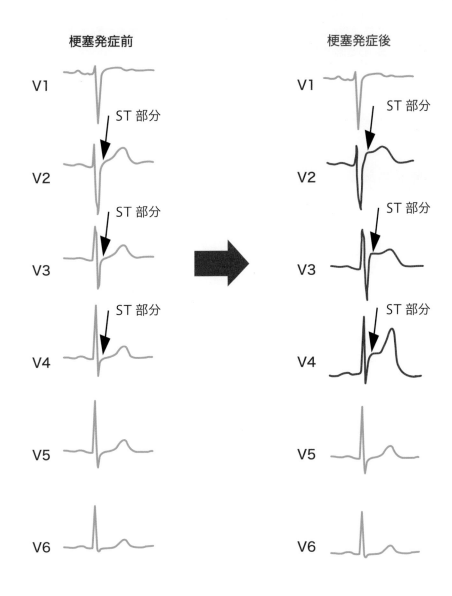

12 心電図の波の大きさの変化

　心電図の特にR波の高さが変化する場合、その原因には、①心臓が発する起電力が変化する場合、②心臓から体表に伝わる際の問題、などがあります。

心電図R波高が増高する場合

　まず、起電力が大きくなる原因には、心肥大という病気があります。
　肥大が起こると心筋細胞が増えたような状態になり、生み出す電気的なエネルギーの量が多くなります。その結果、心電図のR波高は増高します。

左室肥大

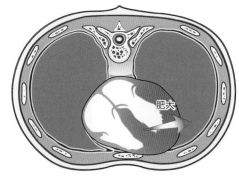

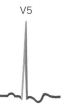

例えば、左室が肥大すると胸部誘導のV5やV6、またモニター誘導（第Ⅱ誘導）などでR波が高くなります。

右室肥大

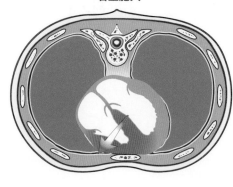

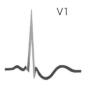

一方、右室が肥大した場合には胸部誘導のV1あたりでR波が増大します。
ですので、R波が高い場合は、まず肥大という病気を考え、左側の胸部誘導でR波高が高いと左室肥大、右側の胸部誘導で高い場合は右室肥大を疑います。

心電図 R 波高が低下する場合

　R 波高が低くなるには、起電力そのものが小さくなる場合と、心臓と心電図電極の間の抵抗が大きくなることで、電気が伝わりにくくなることが原因になります。

　起電力そのものが小さくなる原因には、心筋虚血や心筋症などの病気があります。

　一方、心臓と電極の間に問題が起こる原因に、肥満や心嚢液貯留などがあります。

　例えば、肥満では心臓と体表の間に脂肪組織が増えた状態にあり、また心嚢液貯留という病気では、心臓を包んでいる心膜と心臓の間に水が溜まった状態です。いずれの場合も、心臓と体表の間に障害物が存在することで電気が伝わりにくくなり、結果として、心電図の波高は小さくなります。

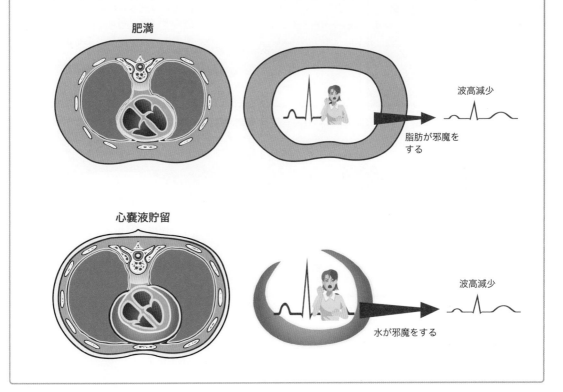

ともかく心電図というものは、心臓の大きさや厚み、あるいは位置関係の違いによって波形が変化するということです。

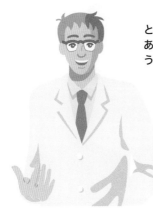

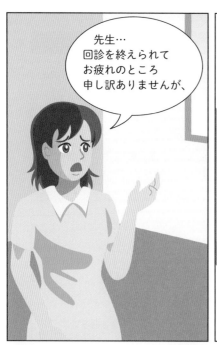

先生…
回診を終えられて
お疲れのところ
申し訳ありませんが、

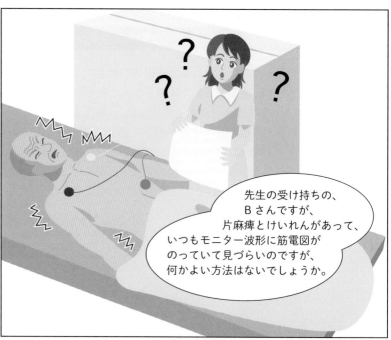

先生の受け持ちの、
Bさんですが、
片麻痺とけいれんがあって、
いつもモニター波形に筋電図が
のっていて見づらいのですが、
何かよい方法はないでしょうか。

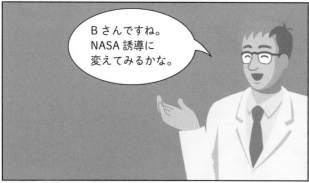

Bさんですね。
NASA誘導に
変えてみるかな。

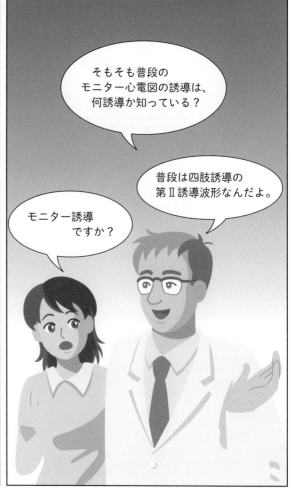

そもそも普段の
モニター心電図の誘導は、
何誘導か知っている？

普段は四肢誘導の
第Ⅱ誘導波形なんだよ。

モニター誘導
ですか？

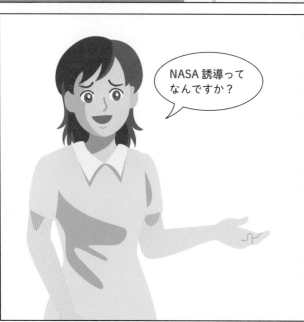

NASA誘導って
なんですか？

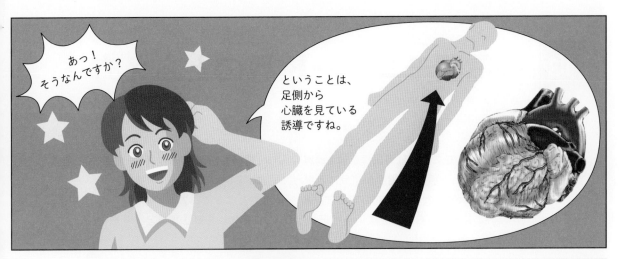

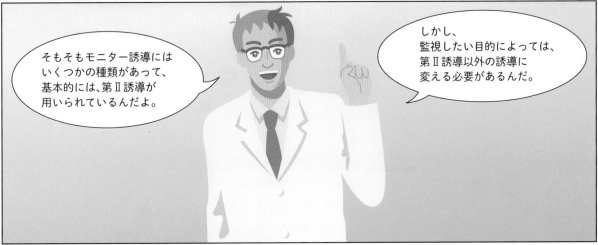

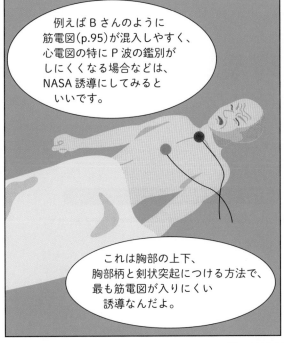

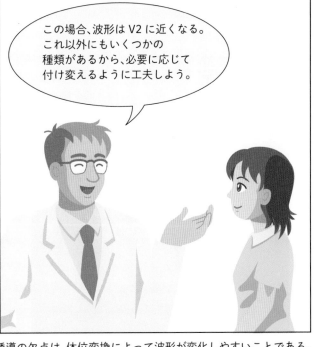

注：NASA誘導の欠点は、体位変換によって波形が変化しやすいことである。

13 心電図モニター誘導のとらえ方

　病院内で使われているモニター誘導法は「3点誘導」といい、電極を右肩赤と左肩黄、左腰緑に装着する方法です。この場合、左腰緑の電極がプラスとなっています。
　すなわち、ここが目の位置で、それに対して右肩赤がマイナスとなっています。
　そのため、左腰のところから右肩を見ている格好となり、これすなわち第Ⅱ誘導となります。

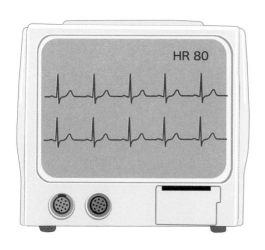

標準モニター誘導（3点誘導法）

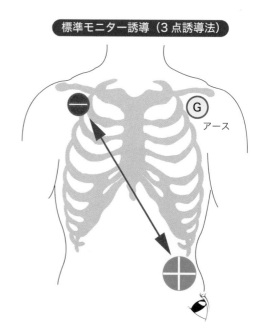

G
アース

　心電図モニター誘導のとらえ方は、12誘導の四肢誘導（p.18）でお話した＋側の電極の位置から−側の電極方向を眺めていると考えます。通常、左の腰に付けている電極が＋で、右肩の電極が−になっています。そのため、左の腰から右肩方向を眺めていることになります。

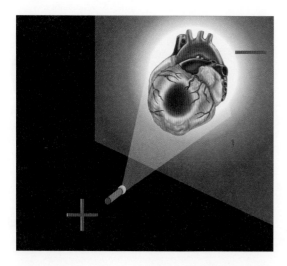

モニター電極を装着するうえでのルール

＋（緑）と−（赤）の電極は心臓を挟むような関係で装着します。

アースの役割
アースは、余分な溢れ出た電気を外に逃がすことを目的に接続するもので、これによって、心電図の波形が安定した状態で記録できます。

モニターの限界
モニターは、あくまでも1つの方向から心臓を眺めているものであるため、全体を評価することはできません。例えば、第Ⅱ誘導は心臓の下壁を眺めているもので、前壁や側壁の虚血は判定できません。

心電図の誘導をとらえる原則は、まず双極誘導（Ⅰ・Ⅱ・Ⅲ誘導およびモニター誘導）では＋側の電極の位置に自分の目の位置があって、そこから心臓を眺めていると考えます。例えば第Ⅰ誘導では左横の位置に目（＋側）があることから左室の側壁を見ていることとなります。また、単極の四肢誘導であるaVR、aVL、aVFではそれぞれ右手、左手、左足に目の位置があって、そこから心臓の中心方向に向かって見ていることになります。同様に胸部誘導も個々の電極の位置に目の位置があり、そこから心臓の中心方向に向かって眺めていると考えます。

心電図モニター誘導

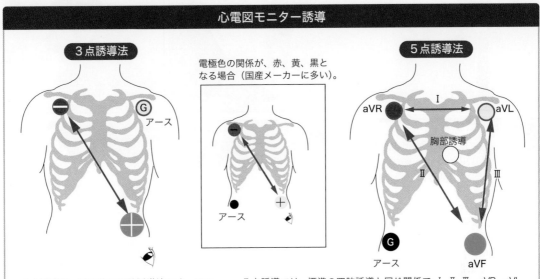

3点誘導法

3点誘導は、基本的に四肢誘導法です。この場合、モニター装着の誘導選択スイッチがⅡであると、左の腰に付けている電極がプラス側となり、右肩の電極がマイナスで、その関係から四肢誘導の第Ⅱ誘導が選択できます。

電極色の関係が、赤、黄、黒となる場合（国産メーカーに多い）。

5点誘導法

5点誘導では、標準の四肢誘導と同じ関係で、Ⅰ、Ⅱ、Ⅲ、aVR、aVL、aVFの波形が得られます。あわせて白の電極を、任意の胸部誘導部位に貼付することで、1つの胸部誘導波形もモニターできます。
この場合、胸部誘導部位の選択は、不整脈の観察が主な目的の場合は、V1を選び、心筋虚血の判定が目的の場合には、V5ないしV6が適当です。

モニター誘導と胸部誘導の関係

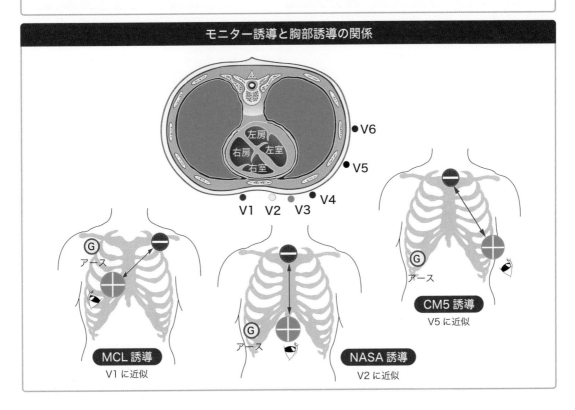

MCL誘導　V1に近似

NASA誘導　V2に近似

CM5誘導　V5に近似

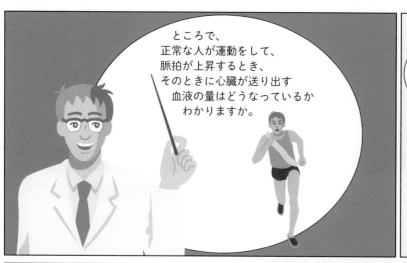

ところで、
正常な人が運動をして、
脈拍が上昇するとき、
そのときに心臓が送り出す
血液の量はどうなっているか
わかりますか。

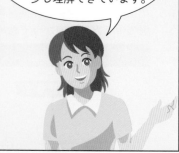

先生、
それは昨日の勉強会で、
Gさんが心拍出量に
ついて発表していたので、
少し理解できています。

心臓が1回収縮することで
送り出される血液の量のことを、
1回拍出量というのですよね。

それに心拍数をかけると
心拍出量になるので、例えば、
1回拍出量が80mLで
心拍数が60の場合には、
4.8Lが心拍出量に
なります。

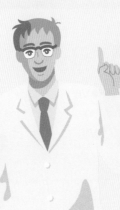

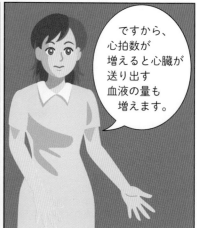

ですから、
心拍数が
増えると心臓が
送り出す
血液の量も
増えます。

なかなかよく
勉強したね。

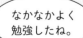

では、さらに質問。
今の計算で、心拍数が60で4.8Lと
なっている、その人が運動をして
心拍数が倍の120になったとすると、
心拍出量はどうなるかな？

それは
当然増えるんじゃ
ないですか？

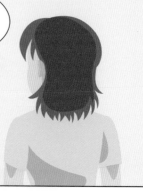

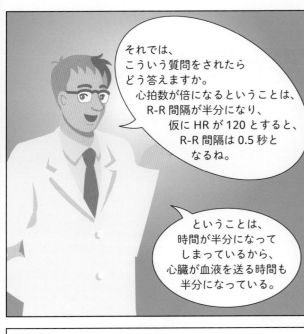

それでは、こういう質問をされたらどう答えますか。心拍数が倍になるということは、R-R 間隔が半分になり、仮に HR が 120 とすると、R-R 間隔は 0.5 秒となるね。

ということは、時間が半分になってしまっているから、心臓が血液を送る時間も半分になっている。

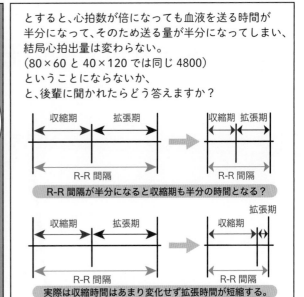

とすると、心拍数が倍になっても血液を送る時間が半分になって、そのため送る量が半分になってしまい、結局心拍出量は変わらない。
（80×60 と 40×120 では同じ 4800）
ということにならないか、と、後輩に聞かれたらどう答えますか？

| 収縮期 | 拡張期 | 収縮期 | 拡張期 |
| R-R 間隔 | | R-R 間隔 | |

R-R 間隔が半分になると収縮期も半分の時間となる？

| 収縮期 | 拡張期 | 収縮期 | 拡張期 |
| R-R 間隔 | | R-R 間隔 | |

実際は収縮時間はあまり変化せず拡張時間が短縮する。

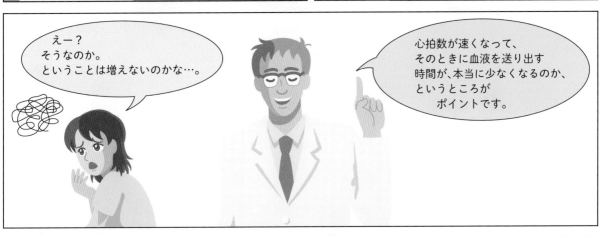

えー？
そうなのか。
ということは増えないのかな…。

心拍数が速くなって、そのときに血液を送り出す時間が、本当に少なくなるのか、というところがポイントです。

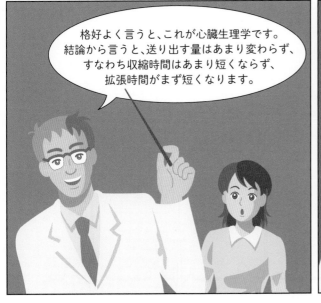

格好よく言うと、これが心臓生理学です。結論から言うと、送り出す量はあまり変わらず、すなわち収縮時間はあまり短くならず、拡張時間がまず短くなります。

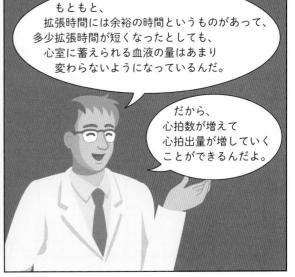

もともと、拡張時間には余裕の時間というものがあって、多少拡張時間が短くなったとしても、心室に蓄えられる血液の量はあまり変わらないようになっているんだ。

だから、心拍数が増えて心拍出量が増していくことができるんだよ。

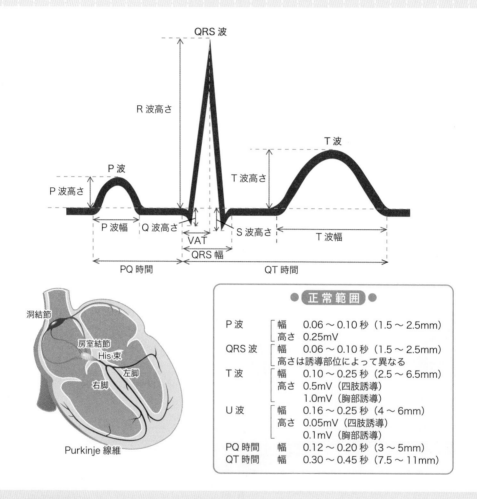

正常範囲

P波	幅	0.06〜0.10秒（1.5〜2.5mm）
	高さ	0.25mV
QRS波	幅	0.06〜0.10秒（1.5〜2.5mm）
	高さは誘導部位によって異なる	
T波	幅	0.10〜0.25秒（2.5〜6.5mm）
	高さ	0.5mV（四肢誘導）
		1.0mV（胸部誘導）
U波	幅	0.16〜0.25秒（4〜6mm）
	高さ	0.05mV（四肢誘導）
		0.1mV（胸部誘導）
PQ時間	幅	0.12〜0.20秒（3〜5mm）
QT時間	幅	0.30〜0.45秒（7.5〜11mm）

正常洞調律（normal sinus rhythm）

　洞結節で発生した電気的興奮が、一定のリズムで繰り返され、正しく伝導されている状態を洞調律といいます。すなわち洞結節（師長）が支配・管理している状態です。

25mm/sec

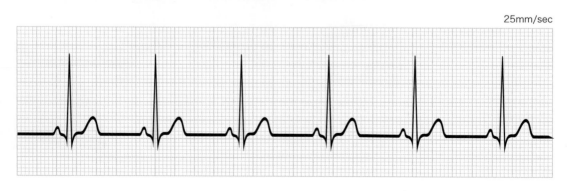

2023年下半期売れ筋Best 5

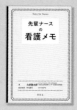
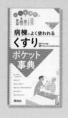
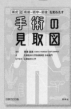
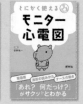

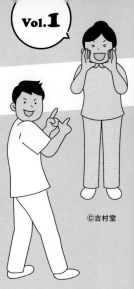

©吉村堂

先輩ナースが書いたシリーズ

新人もベテランも全科で使える
先輩の経験がつまったベストセラー

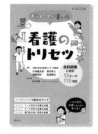
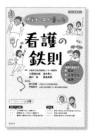

経験豊富な先輩看護師が現場の視点で書いた、全科共通の看護事典です。『看護のトリセツ』は急性期から慢性期まで、看護師が日ごろ困っていることが幅広く網羅されています。『看護の鉄則』は病棟でイレギュラーなことやトラブルが起こったとき、何を観察して、どのように対処するのか、根拠を示しながら具体的に書かれています。圧倒的な情報量と読みやすさを両立している点も人気の理由です。

術前 ～ 術中 ～ 術後 手術の知識を見わたせる3冊

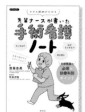

- 麻酔
- 術前評価
- 手術体位
- 機械出し・外回り看護
- 診療科別の解剖、薬 など

豊富なイラストで実務をイメージ。手術室看護師が知っておきたいことをまとめた1冊です。

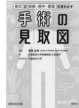

- 11診療科
- 術式別の100項目

手術の概要・手順、注意点まで、手術を受ける患者を"見える化"しました。

- 内科・外科系の16領域
- 136疾患

看護師と医師でつくった術後のケアにも使える看護のための疾患事典です。

エキスパートナース コレクションシリーズ

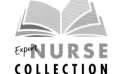
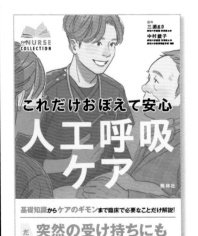
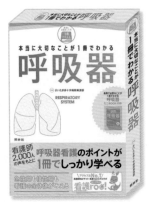
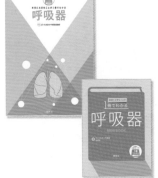

15 心臓のポンプとしての役割

　心臓は1回の収縮で約70mL程度の血液を送り出しています。これを1分間に70回繰り返すと（心拍数が70の場合）約5Lの血液を全身に送り出していることになります。この量を心拍出量といい、心臓の最も重要な仕事です。

> 1回の収縮で送り出された血液の量を1回拍出量という。これに心拍数を乗ずると心拍出量となる。

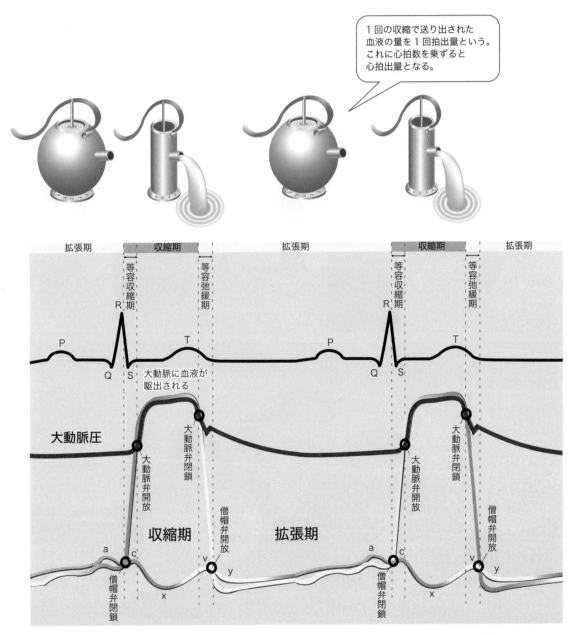

左室圧は、心電図R波の時期に、ほぼ一致して急速な上昇を示す。途中から大動脈圧も上昇し、最大圧（収縮期圧）を形成する。この関係から、心電図R波が先に現れ、血圧の最大点がその後にくる。すなわち、脈の触れる時期は心電図R波の少し後となる。

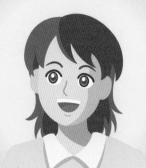

ということは、先生、
脈が速くなると心拍出量は増えていくわけで、
逆に脈が遅くなると心拍出量は
減ってしまうことになるのですね。

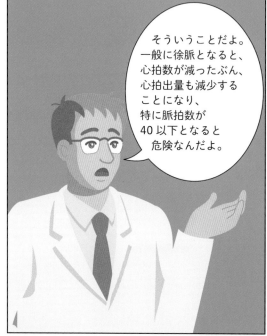

そういうことだよ。
一般に徐脈となると、
心拍数が減ったぶん、
心拍出量も減少する
ことになり、
特に脈拍数が
40以下となると
危険なんだよ。

このように脈が速くなったり、逆に遅くなったり
するのは交感神経や副交感神経が関係して起こる
場合が多く、そもそも洞結節は、これらの自律神経に
支配されているんだよ。
これは、ちょうど師長の後ろには看護部長と
副看護部長がいて、師長たちを管理している、
そのような関係なんだ。

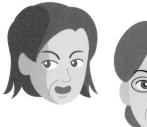
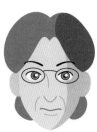
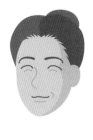

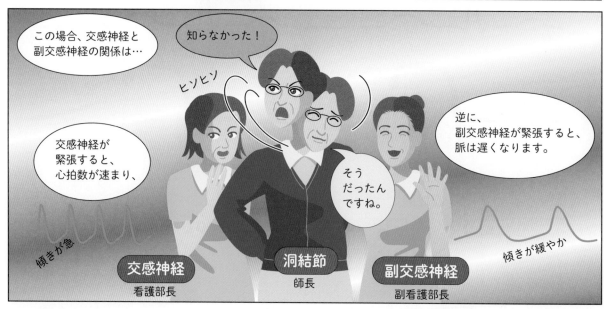

この場合、交感神経と
副交感神経の関係は…

知らなかった！

ヒソヒソ

交感神経が
緊張すると、
心拍数が速まり、

そう
だったん
ですね。

逆に、
副交感神経が緊張すると、
脈は遅くなります。

傾きが急

傾きが緩やか

交感神経
看護部長

洞結節
師長

副交感神経
副看護部長

46

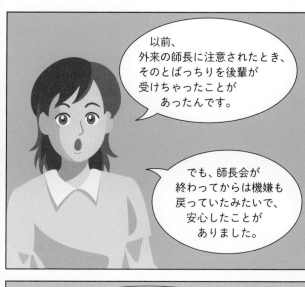

以前、
外来の師長に注意されたとき、
そのとばっちりを後輩が
受けちゃったことが
あったんです。

でも、師長会が
終わってからは機嫌も
戻っていたみたいで、
安心したことが
ありました。

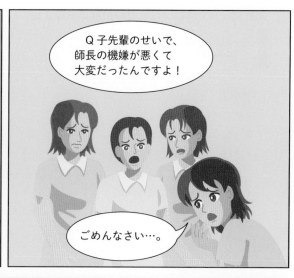

Q子先輩のせいで、
師長の機嫌が悪くて
大変だったんですよ！

ごめんなさい…。

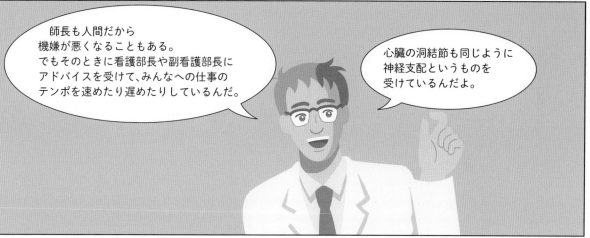

師長も人間だから
機嫌が悪くなることもある。
でもそのときに看護部長や副看護部長に
アドバイスを受けて、みんなへの仕事の
テンポを速めたり遅めたりしているんだ。

心臓の洞結節も同じように
神経支配というものを
受けているんだよ。

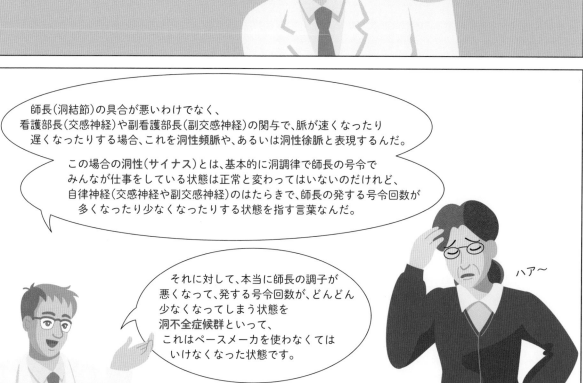

師長（洞結節）の具合が悪いわけでなく、
看護部長（交感神経）や副看護部長（副交感神経）の関与で、脈が速くなったり
遅くなったりする場合、これを洞性頻脈や、あるいは洞性徐脈と表現するんだ。

この場合の洞性（サイナス）とは、基本的に洞調律で師長の号令で
みんなが仕事をしている状態は正常と変わってはいないのだけれど、
自律神経（交感神経や副交感神経）のはたらきで、師長の発する号令回数が
多くなったり少なくなったりする状態を指す言葉なんだ。

それに対して、本当に師長の調子が
悪くなって、発する号令回数が、どんどん
少なくなってしまう状態を
洞不全症候群といって、
これはペースメーカを使わなくては
いけなくなった状態です。

ハア～

洞性頻脈 （sinus tachycardia）

特徴

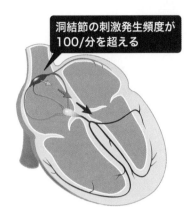

洞結節の刺激発生頻度が100/分を超える

- 心拍数が100/分を超える。
- 心電図波形そのものは、ほとんど変化しない。
- 脈は徐々に速まり、治まるときも徐々に治まる（突然、速まった場合は後に登場する発作性頻拍を疑う）。
- 交感神経を緊張させる原因として、過度なストレスや緊張、アルコール摂取、発熱などがあり、比較的、原因を特定しやすい。

25mm/sec

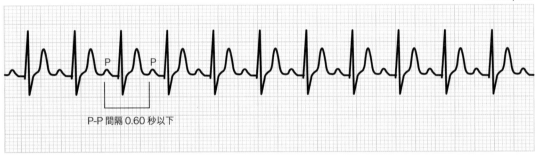

P-P 間隔 0.60 秒以下

洞結節からの刺激発生頻度が高い状態（心拍数 100/分以上）となる。心拍数が増加すると、心室の収縮期はあまり短縮せず、拡張期が短縮する。

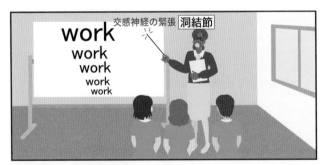

交感神経の緊張　洞結節

work
work
work
work
work

師長は頻繁なメッセージを発し、スタッフは正しく、それを受けて仕事をしている。

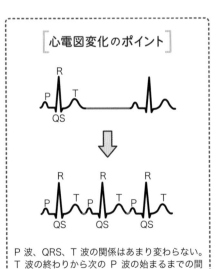

[心電図変化のポイント]

P 波、QRS、T 波の関係はあまり変わらない。T 波の終わりから次の P 波の始まるまでの間隔（心室の拡張期）が短くなる。

治療・対策

　洞性頻脈そのものは危険なものではなく、それを引き起こす原因に対する対策が必要です。生理的な変化で起こるものとしては、運動や精神的な緊張、アルコール摂取などがあります。また、発熱や貧血においても生じ、さらに甲状腺機能亢進症も原因となります。いずれの場合も、特に抗不整脈薬を使用する必要はありません。

洞性徐脈 （sinus bradycardia）

特徴

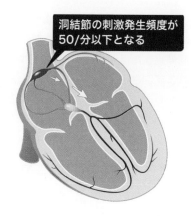

洞結節の刺激発生頻度が
50/分以下となる

- 心拍数50/分以下。
- 心電図波形は基本的に正常な形を示す。
- 脈が遅くなるもののR-R間隔は一定で、もしR-R間隔が長くなったり、逆に短くなるような場合は、洞性徐脈以外の可能性が高い（例：洞不全症候群）。
- 副交感神経（迷走神経）を緊張させる原因の1つとして、血管性迷走神経反射があり、血管（特に動脈）に強い痛みを加えた場合に起こることがある。

25mm/sec

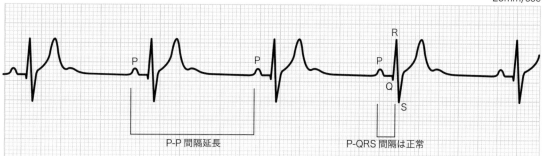

洞結節からの刺激頻度が低下し、心拍数が 60/分以下になった状態。洞性徐脈は副交感神経（迷走神経）の過緊張によって起こるものが多い。

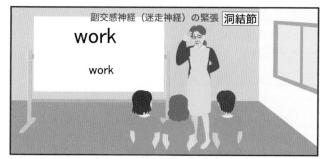

師長から発せられるメッセージが緩徐となるものの、スタッフは正しく仕事をしている。

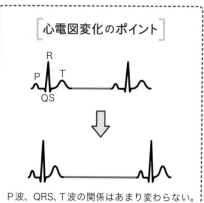

［心電図変化のポイント］

P波、QRS、T波の関係はあまり変わらない。T波の終わりからP波の始まる間隔（心室の拡張期）が長くなる。

治療・対策

　洞性徐脈で、心拍数が40台あるいはそれ以下となり、症状（悪心、めまい、失神など）を伴う場合、洞不全症候群と同じ扱いとなります（p.50参照）。血圧低下を伴うことがあり、それに対する対策も必要です。洞性徐脈は、例えば、採血時やカテーテル検査時などで血管に針を穿刺する際、強い疼痛を与えると迷走神経緊張を招き、引き起こされることがあります（ワゴトニー）。

　基礎疾患を有する場合には、原因に対する治療が必要です。

洞不全症候群（sick sinus syndrome SSS）

　洞機能が低下し、それによって洞性徐脈、洞停止、洞房ブロックなどが複合して発生するもので、3つのタイプに分類されています（Rubensteinらによる洞不全分類）。Ⅰ型は持続性の洞性徐脈、Ⅱ型は洞停止または洞房ブロック、Ⅲ型は徐脈頻脈症候群（bradycardia-tachycardia syndrome）と分類されます。さらにこれらに加えて心房粗動・細動や、発作性上室性頻拍などが合併する場合もあります。しかし、比較的予後のよいものが多いことも特徴です。徐脈の傾向が強く、めまい・失神などの症状があり、その原因がSSSにあると確認されている場合にはペースメーカの適応となります。

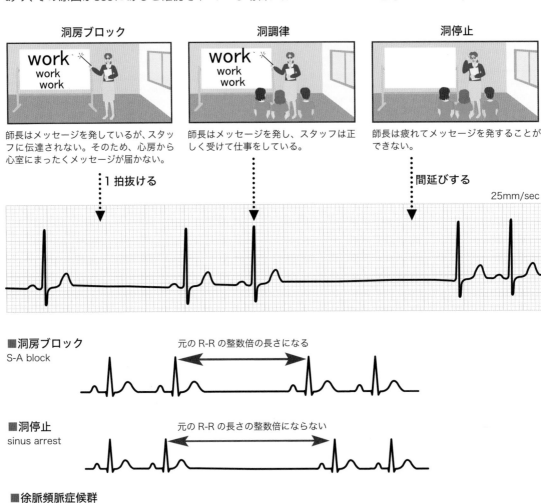

洞房ブロック	洞調律	洞停止
師長はメッセージを発しているが、スタッフに伝達されない。そのため、心房から心室にまったくメッセージが届かない。	師長はメッセージを発し、スタッフは正しく受けて仕事をしている。	師長は疲れてメッセージを発することができない。

1拍抜ける　　　　　　　　　　　間延びする

25mm/sec

■洞房ブロック
S-A block
元のR-Rの整数倍の長さになる

■洞停止
sinus arrest
元のR-Rの長さの整数倍にならない

■徐脈頻脈症候群
bradycardia-tachycardia syndrome
徐脈　　　頻脈

治療・対策

　基本的にペースメーカが有効な治療方法となります。アトロピン、イソプロテレノールなどが一時的に使用されることもありますが、徐脈頻脈症候群が背景にある場合、頻脈状態を増強することがあります。

逸脱収縮 [補充収縮]（escape beat）

本来のタイミングに洞結節からの興奮が現れないために、代わりに洞結節より下位の場所から興奮が生まれるものを逸脱（補充）収縮といいます。

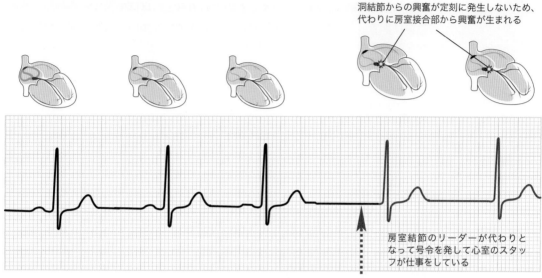

洞結節からの興奮が定刻に発生しないため、代わりに房室接合部から興奮が生まれる

房室結節のリーダーが代わりとなって号令を発して心室のスタッフが仕事をしている

洞結節から本来出るはずの興奮時期

心電図の 特徴

• 補充収縮では、どこの場所が代わりを努めたかによって出現する心電図の形が変化することになる。

• 例えば、房室結節周辺で補充収縮が発生した場合には房室接合部性の波形となり（p.74参照）、心室側で発生するとQRSが正常と異なる形を示すことになる。

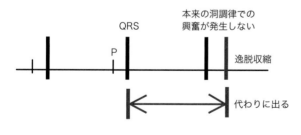

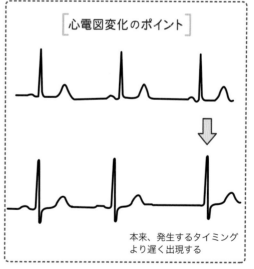

[心電図変化のポイント]

本来、発生するタイミングより遅く出現する

治療・対策

補充収縮そのものは、徐脈に陥ったところに代償的に補佐を行っているものであるため、それ自体への対策よりも、その原因をつくっている徐脈について対応する必要があります。補充収縮を行っている部位が房室接合部以下となり、心室側から出ているような場合には、房室接合部にも問題があると考えられます。

16 心拍数の数え方

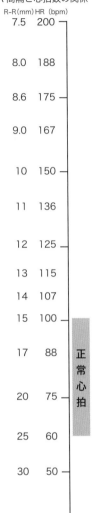

R–R間隔と心拍数の関係

R-R(mm)　HR (bpm)

R-R(mm)	HR (bpm)
7.5	200
8.0	188
8.6	175
9.0	167
10	150
11	136
12	125
13	115
14	107
15	100
17	88
20	75
25	60
30	50
60	25

正常心拍

記録紙の方眼マス目の5mmごとの太めの線上にほぼ位置する心電図R波を見つけます。そこから次のR波が出現するまでに5mmの太めの線が何個あるかを考えましょう。300を、その数で割ることで心拍数が求められます。

$$300 ÷ 5mm マス目の数$$

5mmごとの太めの線上に存在するR波を見つける

1　2　3　4　次のR波が出現するまでに存在する5mmの線の数を数える。
この例では、その数が4となり、300÷4で、心拍数は75と計算できる

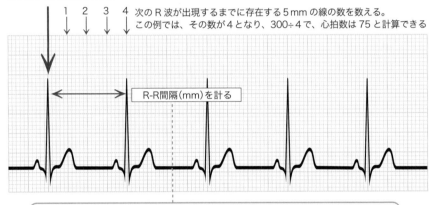

R-R間隔(mm)を計る

より正確に計算するために、R–R間隔の実測距離（mm）を求め、1500をその距離で割る方法もあります。

$$1500 ÷ 実測の R–R 間隔（mm）$$

例：R–R間隔が実測で25mmの場合
1500÷25＝60（心拍数）

🛡 小児の心電図

　小児は成人と比べて、胸壁が薄く、心室の厚みの関係で右室壁が相対的に厚い傾向があります。また、心臓の位置が前胸壁により近い状態にもあります。そのため、生理的に右室肥大の傾向があることや胸部誘導波形が全体に波高が高い(R波が高い)特徴があります。

　心拍数も成人と比べ、速い傾向があり、3歳以下では80〜135、4歳から5歳で75〜120、6歳から8歳で70〜115、9歳から10歳で60〜105程度となります。

　また、PQ間隔、QRS幅、QT時間ともに成人より短い傾向があります。

25mm/sec

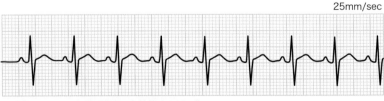

2歳児のモニター心電図波形　心拍数は115/分

52

およその心拍を指先で計測する方法

心電図波形を見て、およその心拍を測る方法として、指先を使ったハート式計測法があります。

❶ まず、ご自身の人差し指をスケールにあててみてください。およそ15mm程度となるはずです。もし、15mmより太いあるいは細い場合には、自身の人差し指の位置の、どのあたりが15mm程度になるかを確認してください。

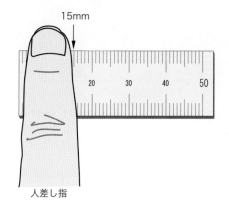

15mm
人差し指

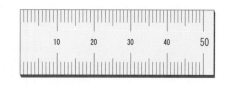

ご自身の指をあてて計測してみてください

❷ 15mm程度に相当する人差し指の幅を使って、最初のR波に人差し指の左側を合わせるようにしてRとRの間に指を置きます。

指を置いてみて、次のR波が指の中に隠れた場合、心拍は100/分を超えています。

HR ＞100/分

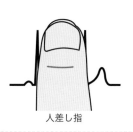

人差し指

指を置いて、次のR波が指の外に見えている場合、心拍は100/分以下です。

HR ＜100/分

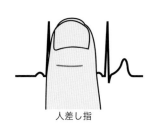

人差し指

続いて、中指を加えて指を2本置いてみて、次のR波が指の中に隠れた場合、心拍は50/分以上です。

HR ＞50/分

人差し指　　中指

もし、指を2本置いて、次のR波が指の外に見えている場合、心拍は50/分以下で徐脈です。

HR ＜50/分

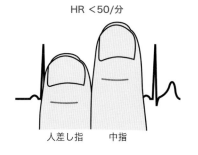

人差し指　　中指

さらに、薬指を加え、指を3本置いて、次のR波が指の外にまだ見えている場合、心拍は30/分以下となり高度な徐脈です。

HR ＜30/分

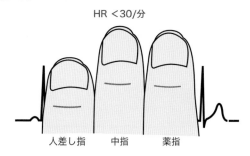

人差し指　　中指　　薬指

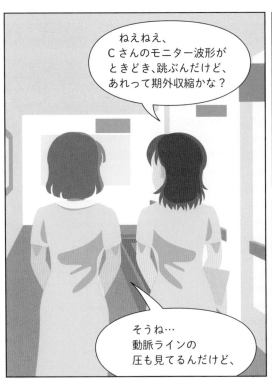

ねえねえ、
Cさんのモニター波形が
ときどき、跳ぶんだけど、
あれって期外収縮かな？

そうね…
動脈ラインの
圧も見てるんだけど、

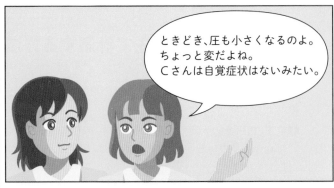

ときどき、圧も小さくなるのよ。
ちょっと変だよね。
Cさんは自覚症状はないみたい。

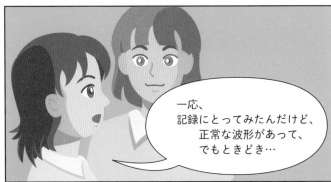

一応、
記録にとってみたんだけど、
正常な波形があって、
でもときどき…

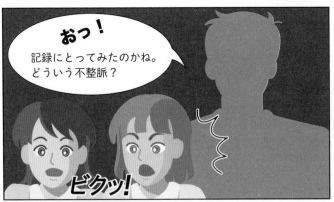

おっ！
記録にとってみたのかね。
どういう不整脈？

ビクッ！

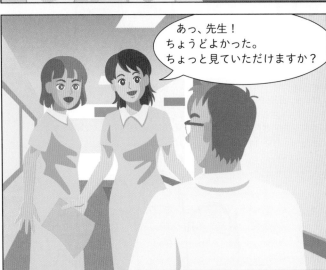

あっ、先生！
ちょうどよかった。
ちょっと見ていただけますか？

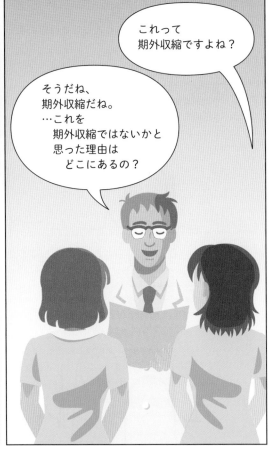

これって
期外収縮ですよね？

そうだね、
期外収縮だね。
…これを
期外収縮ではないかと
思った理由は
どこにあるの？

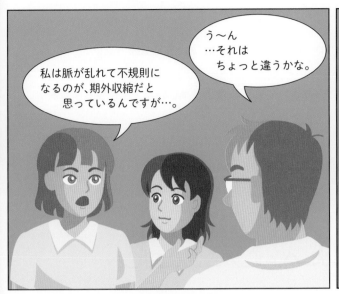

私は脈が乱れて不規則に
なるのが、期外収縮だと
思っているんですが…。

う〜ん
…それは
ちょっと違うかな。

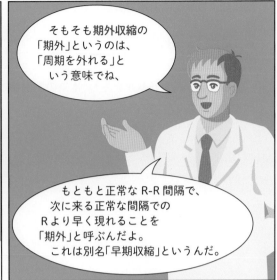

そもそも期外収縮の
「期外」というのは、
「周期を外れる」と
いう意味でね、

もともと正常なR-R間隔で、
次に来る正常な間隔での
Rより早く現れることを
「期外」と呼ぶんだよ。
これは別名「早期収縮」というんだ。

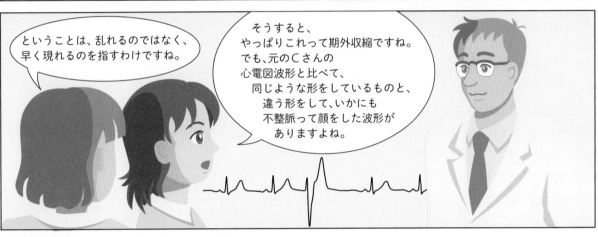

ということは、乱れるのではなく、
早く現れるのを指すわけですね。

そうすると、
やっぱりこれって期外収縮ですね。
でも、元のCさんの
心電図波形と比べて、
同じような形をしているものと、
違う形をして、いかにも
不整脈って顔をした波形が
ありますよね。

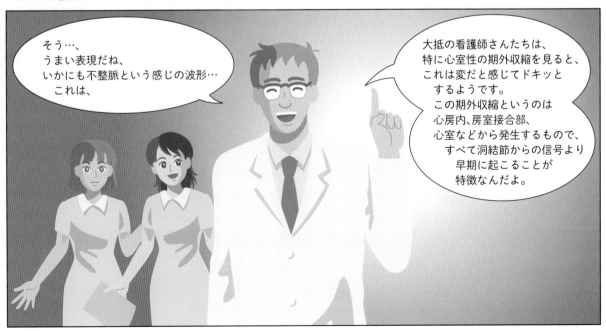

そう…、
うまい表現だね、
いかにも不整脈という感じの波形…
これは、

大抵の看護師さんたちは、
特に心室性の期外収縮を見ると、
これは変だと感じてドキッと
するようです。
この期外収縮というのは
心房内、房室接合部、
心室などから発生するもので、
すべて洞結節からの信号より
早期に起こることが
特徴なんだよ。

上室性期外収縮（suprventricular premature contraction SVPC）

　上室内に異所性興奮が発生し、本来の洞調律で予想される心房興奮より早い時点で出現する興奮をいいます。

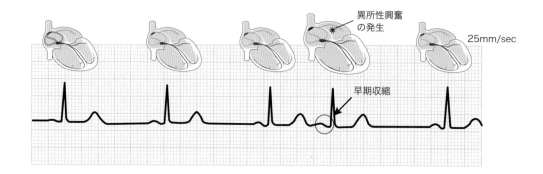

異所性興奮の発生

25mm/sec

早期収縮

心電図の 特 徴

- 元の形と変わらない正常波形が、本来出るべきタイミングより早く登場する。
- 心房内で発生する場所によってはP波の形が多少変化する。

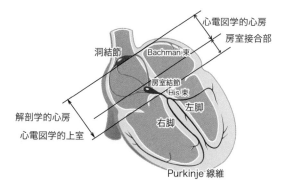

心電図学的心房
房室接合部
洞結節　Bachman 束
房室結節
His 束
左脚
右脚
解剖学的心房
心電図学的上室
Purkinje 線維

心房とは、解剖学的には心室より上部を指すのですが、心電図でいう心房とは房室結節（接合部）を含まない部分を意味します。そのため房室接合部を含めた、本来の解剖学的な心房の場所を心電図用語として「上室」と表現します。

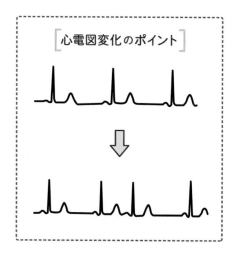

［心電図変化のポイント］

治療・対策

　原因となる基礎疾患がなく、また発生頻度も少なく、症状も伴わない場合には治療の対象とはなりません。一方、頻繁に発生し、また連続して出現するような場合には抗不整脈薬（主にⅠ群のaないしc、Ⅱ群、ジギタリスなど）が処方されます（p.148参照）。

期外収縮発生時期と発生する血圧の違い

　心室性期外収縮（PVC）が発生した場合、期外収縮の直前の心電図との時間間隔が短くなるにつれて血圧が発生しなくなります（結滞）。

　この例では、PVC 1 では比較的R−R間隔は保たれており、血圧も発生していますが、PVC 2、PVC 3 の順でR−R間隔が短くなり、発生する血圧も低下しています。この原因は、R−R間隔が短くなることで、心室の拡張時間が短縮し、それによって左室に充満される血液量が低下するため、結果として送り出される血液量がより減少し、血圧低下が起こります。

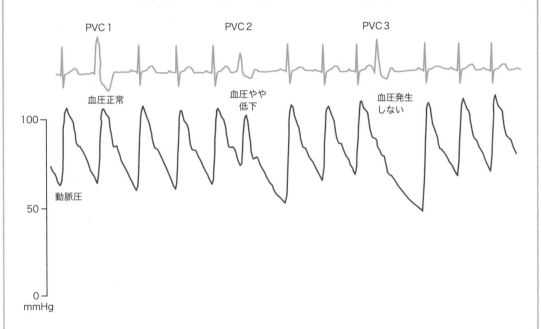

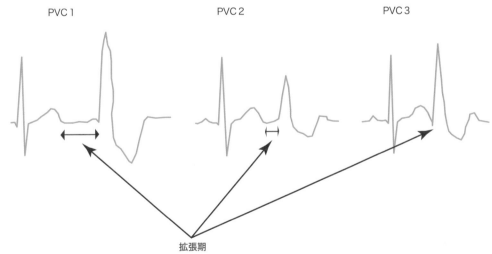

　T波の終末から次のR波までが心室が拡張し血液を蓄えている時間です。この時間が短くなるにつれて心室に蓄えられる血液量が減少します。そのため、心室が蓄えた血液の量が少なくなるほど、次に送り出す血液量が減少し血圧が低下しやすくなります。

心室性期外収縮（premature ventricular contraction PVC or VPC ）

もともと期外収縮は別名、早期収縮で、心室性期外収縮の場合も、本来登場するタイミングより早く登場します。しかも、QRS波が幅広く形がまったく違っていることが特徴です。

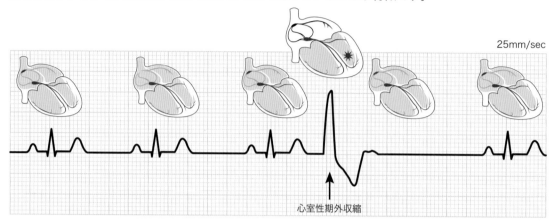

25mm/sec

心室性期外収縮

左室起源の心室性期外収縮

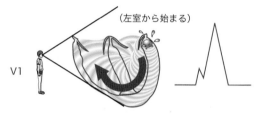

（左室から始まる）

V1

右脚ブロックと同様に右側（V1誘導）で見ていると、遅れて自分のほうに近づいてくる波を観察するために幅が広く上向きの波形（R波）が描かれる。

右室起源の心室性期外収縮

（右室から始まる）

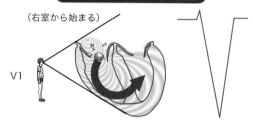

V1

左脚ブロックと同じように右側（V1誘導）で見ていると、しばらく長く遠ざかっていく波を観察するために幅が広く下向きの波形（S波）が描かれる。

心電図の 特徴

- P波は伴わない。
- QRSは幅広く変形している（0.12秒以上）。一部の心室筋からの刺激が心室全体に伝導されるため心室内伝導障害（脚ブロック）と同様の波形変化を示す。
- 右室より発生した場合には左脚ブロック型、左室起源の場合、右脚ブロック型となり、これらの鑑別には胸部誘導のV1、あるいはモニター誘導ではMCL1が有用である。

治療・対策

原因となる基礎心疾患がなく、発生頻度も軽度で症状の少ない場合には治療の対象とはならないことが多く、薬を使う場合も抗不安薬やβブロッカーが使われます。一方、心疾患（特に、心筋虚血）があり、頻繁に出現するような場合には抗不整脈薬（主にⅠ群b、リドカイン）が処方されます（p.148参照）。

[心電図変化のポイント]

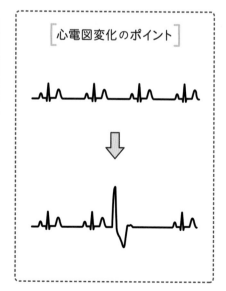

この不整脈に遭遇すると「これは危険」と、ついつい思うのですが、これが単発で、ぽつぽつ発生している場合には、さほど危険な状態ではなく、病棟のスタッフも、特に気にする様子もなく、平然としています。

「VPCが出ているね」というくらいの会話で留まっていることが多く、医師を呼ぶような気配もありません。

ただし、どのような場合においても問題がないのかというと、そうではなく、以下に示すような波形の出方を示す場合には、病棟のスタッフもあわて始めます。

■多形性

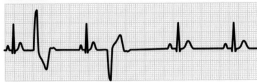

元の形と違うタイプが複数種類ある

■2連発

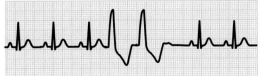

連発する

■3連発以上（心室頻拍 VT）

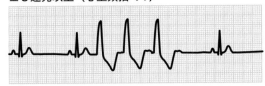

3連発以上、持続する

■短い連結期（R on T現象）

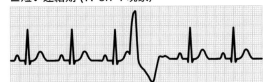

期外収縮が、1つ前の心電図のT波の頂点付近に登場する

心房性期外収縮の分類方法をLown（ラウン）分類といいます。循環器科やICUなどの人は、この分類を知っておくとよいでしょう。

Lownによる心室性期外収縮の分類

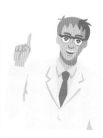

grade 0 :	心室性期外収縮なし
1 :	散発性（1個/分または30個/時間以内）
2 :	頻発性（1個/分または30個/時間以上）
3 :	多形性（期外収縮波形の種類が複数あるもの）
4a :	2連発
4b :	3連発以上
5 :	短い連結期(R on T現象)

危険性大 →

Lown分類のgrade 3以上が医師を呼ぶ基準になっています。

期外収縮が連続して交互に出現する場合、正常と期外収縮の関係から、二段脈あるいは三段脈と呼ばれます。これらは心室性期外収縮あるいは上室性期外収縮、いずれの場合でも見られる現象で、期外収縮が出やすい例でしばしば認めることがあります。

　心室頻拍とは異なり、さほど危険な状態ではないものですが、心室性期外収縮がより早期に起こりＲ on Ｔ（p.59）につながるような場合は注意が必要です。

洞結節からの興奮と心室で早期に起こる興奮が交互に発生する

■ 二段脈（bigeminy）

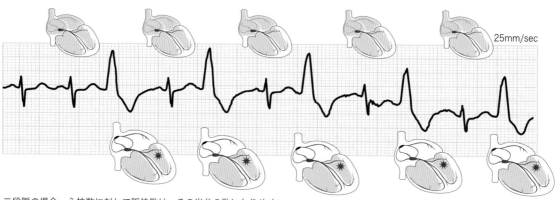

25mm/sec

二段脈の場合、心拍数に対して脈拍数は、その半分の数になりやすい

洞結節からの興奮が２回発生した後、心室で早期興奮が生まれ、それを繰り返す

■ 三段脈（trigeminy）

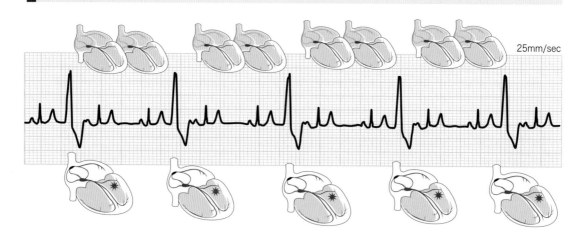

25mm/sec

治療・対策

　この二段脈や三段脈という現象は、それ自体、あまり危険ではありません。ただ、期外収縮の発生するタイミングがより早期に生まれ、先行するＴ波の頂点付近に発生するような場合（R on T）、心室頻拍（VT）や心室細動（VF）のような危険な不整脈につながる危険があり、注意が必要です。

心房性期外収縮（premature atrial contraction **PAC**）

　一見、心室性期外収縮のような幅の広いQRS波形を示します。QRSが幅広くなる原因は、心室内伝導路の不応期（仕事を行っている最中で、他からの仕事の命令を受けられない時期）というものが右脚のほうが左脚より少し長いために（時に逆の場合もある）、心房性期外収縮がより早期に発生し、その時期が、左脚は不応期を脱したものの右脚はいまだ不応期である場合（下図②）、左脚は通過できるものの、右脚は通過できないということが起こることになります。その結果、心電図波形は右脚ブロックのパターンを示すことになり、これを変行伝導と呼びます。

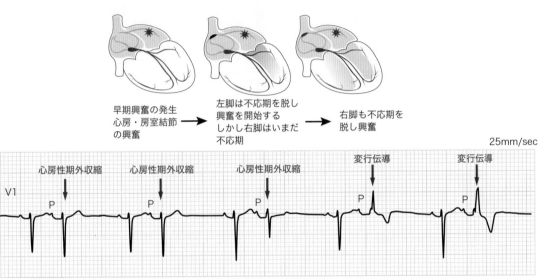

一見、心室性期外収縮のような幅の広い QRS 波を示すが、心室性期外収縮と異なる点は、QRS の前に P 波が存在していることである。

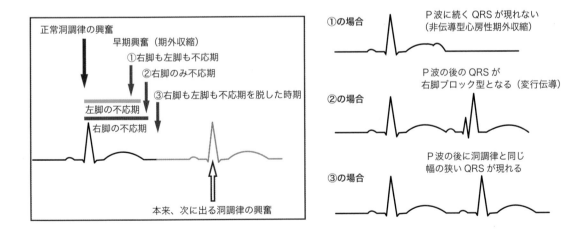

治療・対策

　変行伝導は、それ自体が心房性期外収縮（PAC）で起こる現象であるため、特に治療は必要とはならず、基本的に様子観察で問題ありません。また、PACがしばしば発生しているとき、上記のようにQRSの形で元の波形とは違うタイプが登場した場合は、変行伝導の可能性を考えます。

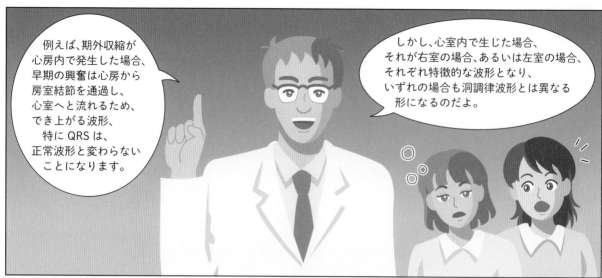

例えば、期外収縮が
心房内で発生した場合、
早期の興奮は心房から
房室結節を通過し、
心室へと流れるため、
でき上がる波形、
特にQRSは、
正常波形と変わらない
ことになります。

しかし、心室内で生じた場合、
それが右室の場合、あるいは左室の場合、
それぞれ特徴的な波形となり、
いずれの場合も洞調律波形とは異なる
形になるのだよ。

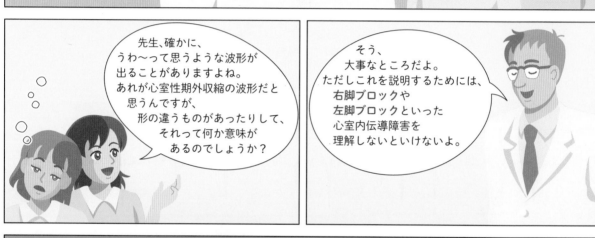

先生、確かに、
うわ〜って思うような波形が
出ることがありますよね。
あれが心室性期外収縮の波形だと
思うんですが、
形の違うものがあったりして、
それって何か意味が
あるのでしょうか？

そう、
大事なところだよ。
ただしこれを説明するためには、
右脚ブロックや
左脚ブロックといった
心室内伝導障害を
理解しないといけないよ。

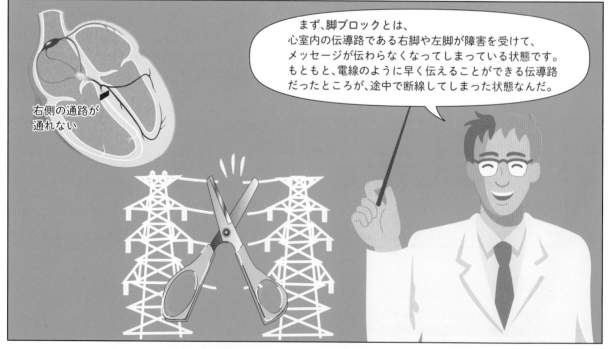

まず、脚ブロックとは、
心室内の伝導路である右脚や左脚が障害を受けて、
メッセージが伝わらなくなってしまっている状態です。
もともと、電線のように早く伝えることができる伝導路
だったところが、途中で断線してしまった状態なんだ。

右側の通路が
通れない

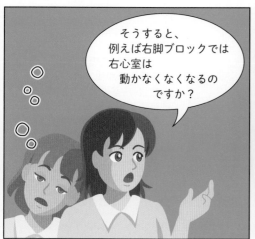

そうすると、
例えば右脚ブロックでは
右心室は
動かなくなくなるの
ですか？

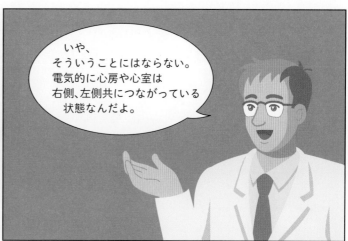

いや、
そういうことにはならない。
電気的に心房や心室は
右側、左側共につながっている
状態なんだよ。

だから、
右心房の興奮は左心房に伝わり、右心室の興奮は左心室に
伝わるようになっているんだ。しかし、本来は心室への
興奮の伝わり方は、右室と左室には同時期に伝わる
ことで正常な QRS 波形ができ上がるのだが、
脚ブロックになると話は変わってくる。

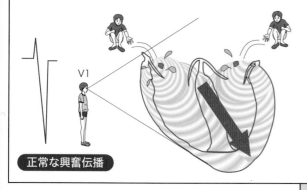

V1

正常な興奮伝播

すなわち、右脚ブロックでは、
右脚には早く伝えられないために、左室が先、右脚が後、
という順番ができてしまうんだ。
そのため、左室側から右室側へ遅れて伝わる興奮ができ、
それが心電図の、特に胸部誘導の V1 で見ると、いったん
遠ざかったところに遅れて近づいてくる興奮を見る
ことになる。

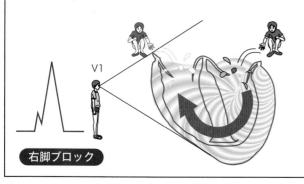

V1

右脚ブロック

それが
「rSR'（アールエス・アールダッシュ）型」
という特徴的な波形となるんだ。
逆に、左脚ブロックでは、
右室が先で左室が後となる
興奮の順序ができるために、

左室側へ遅れて向かって行く
興奮を見るため、
これが胸部誘導の V1 側で見ると、
深く幅の広い S 波として
表現されるんだよ。

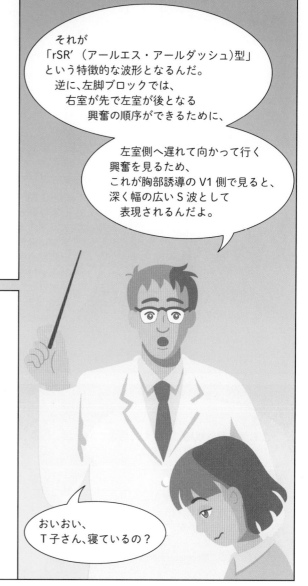

おいおい、
T子さん、寝ているの？

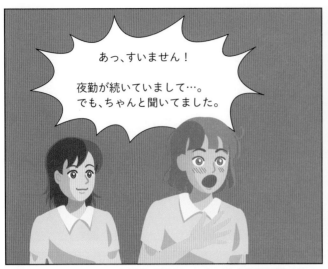

あっ、すいません！

夜勤が続いていまして…。
でも、ちゃんと聞いてました。

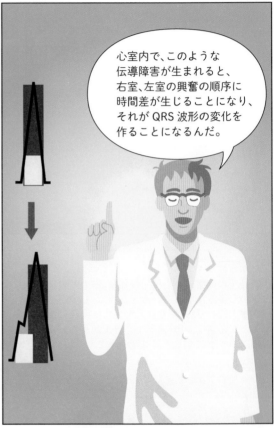

心室内で、このような
伝導障害が生まれると、
右室、左室の興奮の順序に
時間差が生じることになり、
それが QRS 波形の変化を
作ることになるんだ。

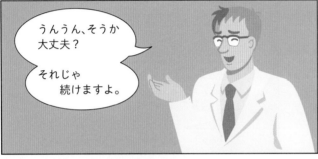

うんうん、そうか
大丈夫？

それじゃ
続けますよ。

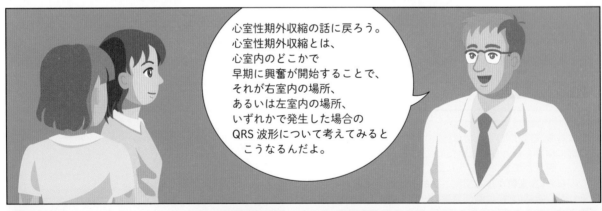

心室性期外収縮の話に戻ろう。
心室性期外収縮とは、
心室内のどこかで
早期に興奮が開始することで、
それが右室内の場所、
あるいは左室内の場所、
いずれかで発生した場合の
QRS 波形について考えてみると
こうなるんだよ。

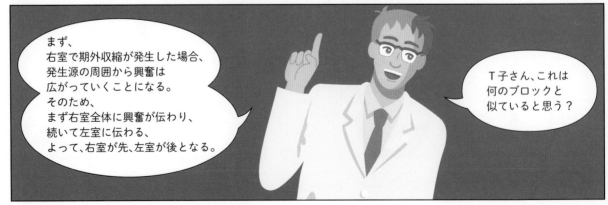

まず、
右室で期外収縮が発生した場合、
発生源の周囲から興奮は
広がっていくことになる。
そのため、
まず右室全体に興奮が伝わり、
続いて左室に伝わる、
よって、右室が先、左室が後となる。

T子さん、これは
何のブロックと
似ていると思う？

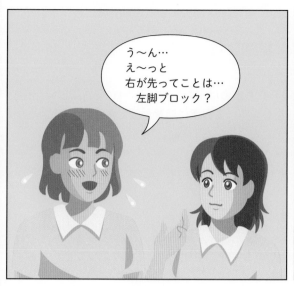

う～ん…
え～っと
右が先ってことは…
左脚ブロック？

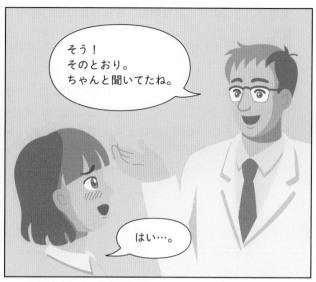

そう！
そのとおり。
ちゃんと聞いてたね。

はい…。

右室が先で、左室が後ということは、
左の脚がブロックされた場合と同じことになるんだよ。

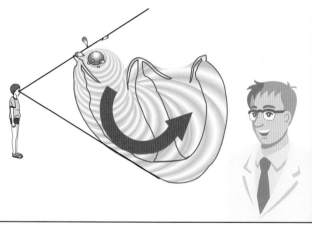

このとき、
右室起源では左脚ブロック、
左室起源では右脚ブロックと、
左右が言葉の上で逆になるけれど、
ゆっくり考えればすぐにわかるよ。

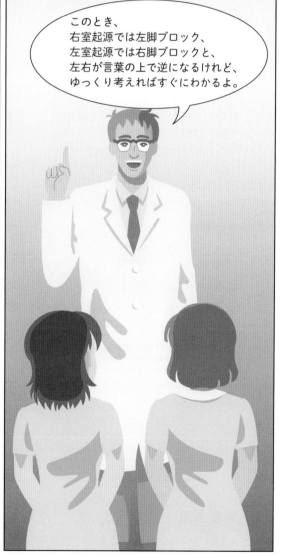

逆に、左室起源の期外収縮の場合は、
左室が先で、右室が後となる。
そのために右脚ブロック型
となるんだ。

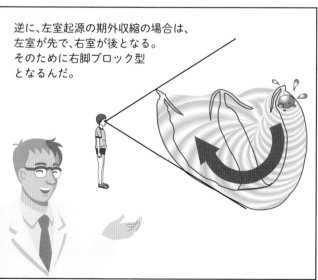

興奮が右を通れず、左室が先、右室が後に伝わる

右脚ブロック（right bundle branch block **RBBB**）

　右脚の刺激伝導系が障害された状態で、His束より伝えられた刺激は右脚には伝導されず、左脚に伝導されます。このため左室の興奮が先に起こり、その後左室を介して右室に興奮が伝えられることになります。そのため右室の興奮開始が左室より遅れることになりQRS波は幅広く変形します。

　右脚の障害の程度により、

QRS波の幅が0.12秒以上のものを
　完全右脚ブロック（complete right bundle branch block：CRBBB）
0.1秒以上0.12秒未満のものを
　不完全右脚ブロック（incomplete right bundle branch block：IRBBB）
と呼びます。

心電図の 特 徴

- QRS波の幅
  完全右脚ブロック　　0.12秒以上
  不完全右脚ブロック　0.10秒以上
- PQ間隔は正常。
- V1、V2誘導のQRS波はrsR′型となり上向きの波形を示す。
- V5、V6、Ⅰ、aVLで幅広いS波が見られる。

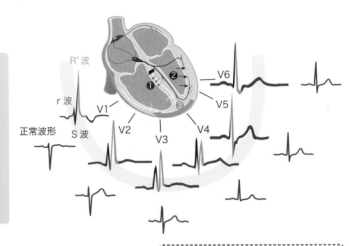

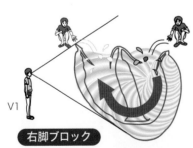

右脚ブロック
（右側が通れない）

右側（V1誘導）で見ていると、遅れて自分のほうに近づいてくる波を観察する。そのために幅が広く上向きの波形（R波）が描かれる。

[心電図変化のポイント]

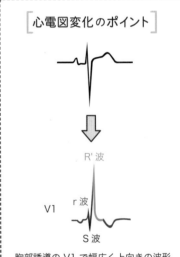

胸部誘導のV1で幅広く上向きの波形（rsR′型）を描く。

治療・対策

　右脚ブロック自体はあまり危険なものでなく、特に治療を必要としないことが多いです。しかし、その原因疾患に対する対策が必要となることがあります。

興奮が左を通れず、右室が先、左室が後に伝わる

左脚ブロック（left bundle branch block LBBB）

　左脚の障害により刺激が伝導されない状態です。このため正常伝導で伝えられた興奮が、遅れて左室に伝わります。右脚ブロックと同じように、左右心室の興奮にずれがあるため心室収縮時間は延長し、QRS波は幅広くなります。

心電図の 特 徴

- QRS波の幅
  完全左脚ブロック　　0.12秒以上
  不完全左脚ブロック　0.10秒以上
- Ⅰ、aVL、V4～V6誘導は幅広いR波を示しq波が消失する。
  T波は陰性または2相性。
- V5、V6の心室興奮時間（VAT）が0.05秒を超える。
- V1、V2のr波は小さいか欠如し、S波は幅広く深い。T波は陽性で増高。

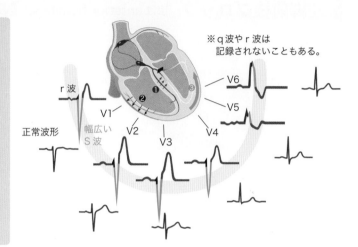

※q波やr波は記録されないこともある。

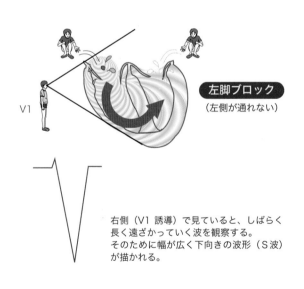

左脚ブロック
（左側が通れない）

右側（V1 誘導）で見ていると、しばらく長く遠ざかっていく波を観察する。
そのために幅が広く下向きの波形（S波）が描かれる。

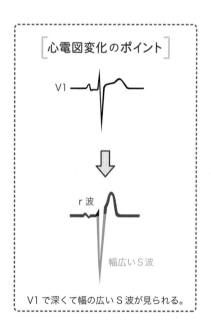

［ 心電図変化のポイント ］

V1

r波

幅広いS波

V1で深くて幅の広いS波が見られる。

治療・対策

　基礎心疾患があり、心不全を伴うような場合（心筋梗塞、拡張型心筋症など）は両室ペーシングが行われます。これによって、右室と左室が同時期に興奮を開始し、良好な心拍出が得られます。

補足

　左脚は前枝と後枝に分かれて走行しています。両方の枝がブロックされた場合に、これが左脚ブロックとなりますが、どちらか一方の枝だけがブロックされた場合、前枝ブロック・後枝ブロックといい、ヘミブロックとも表現されます。特に心筋梗塞で梗塞部位が左室前壁であると前枝ブロックを、梗塞部位が側壁・後壁の場合、後枝ブロックを発生させることがあります。

心筋梗塞の部位が左室前壁で発生することがある

左脚前枝ブロック（left anterior hemiblock LAH）

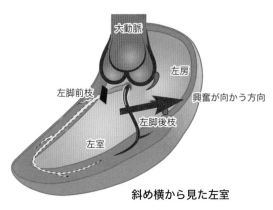

斜め横から見た左室

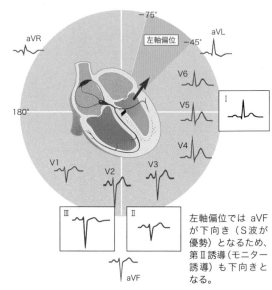

左脚の前枝がブロックされると、左室の興奮は左脚後枝を通って伝わり、左後方に向かって広がります。そのため電気軸は左軸偏位を示します。

左軸偏位では aVFが下向き（S波が優勢）となるため、第II誘導（モニター誘導）も下向きとなる。

心筋梗塞の部位が側壁・後壁で発生することがある

左脚後枝ブロック（left posterior hemiblock LPH）

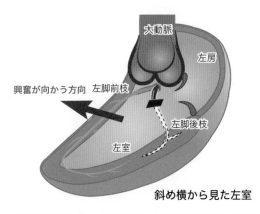

斜め横から見た左室

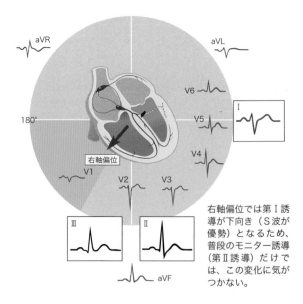

左脚の後枝がブロックされると、左室の興奮は左脚前枝を通って伝わり、右上方に向かって広がります。そのため電気軸は右軸偏位となります。

右軸偏位では第I誘導が下向き（S波が優勢）となるため、普段のモニター誘導（第II誘導）だけでは、この変化に気がつかない。

脚伝導路障害の重症度

もともと、右脚は1本の道で、左脚は2本あります(前枝、後枝)。

この関係は心臓に血液を供給する冠動脈の枝の関係と似ています。すなわち、冠動脈は右冠動脈は1本の血管ですが、左冠動脈は前下行枝と回旋枝に分かれて走行するため2本の血管になります。

ここで、冠動脈に狭窄が発生した場合、1本の血管の場合は1枝病変、2本だと2枝病変、3本になると3枝病変と表現し、だんだんと重症化することになります。

これと似た言い方で、脚の伝導路が1本、通れなくなると1枝(束)ブロック、2本になると2枝(束)ブロック、さらに3本通れなくなると3枝(束)ブロックとなり、特に3枝(束)ブロックではペースメーカの適応になります。

冠動脈の走行

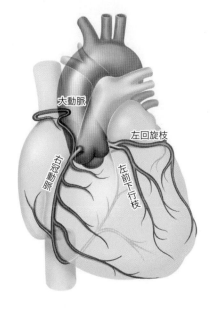

脚の伝導路

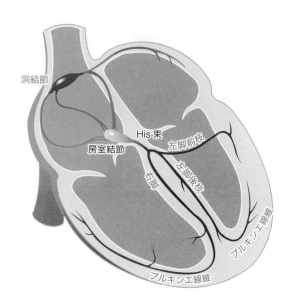

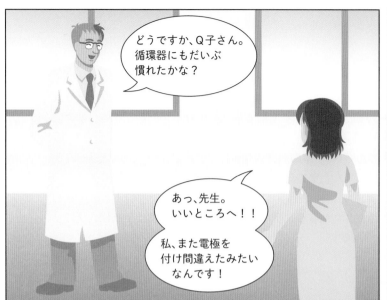

どうですか、Q子さん。循環器にもだいぶ慣れたかな？

あっ、先生。いいところへ！！

私、また電極を付け間違えたみたいなんです！

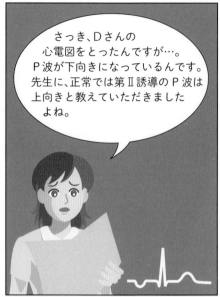

さっき、Dさんの心電図をとったんですが…。P波が下向きになっているんです。先生に、正常では第Ⅱ誘導のP波は上向きと教えていただきましたよね。

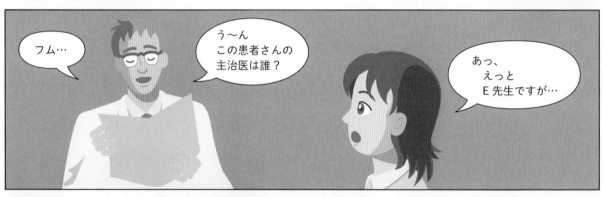

フム…

う〜んこの患者さんの主治医は誰？

あっ、えっとE先生ですが…

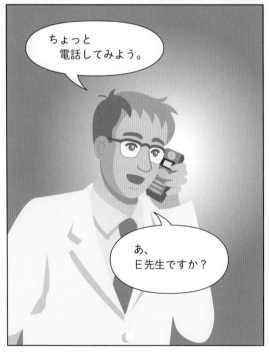

ちょっと電話してみよう。

あ、E先生ですか？

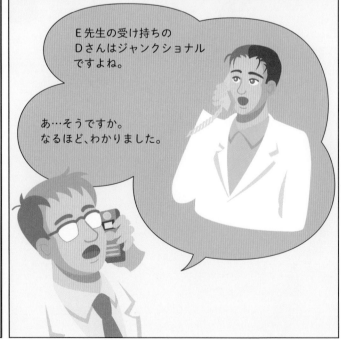

E先生の受け持ちのDさんはジャンクショナルですよね。

あ…そうですか。なるほど、わかりました。

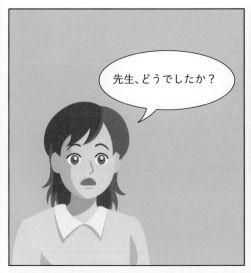

先生、どうでしたか？

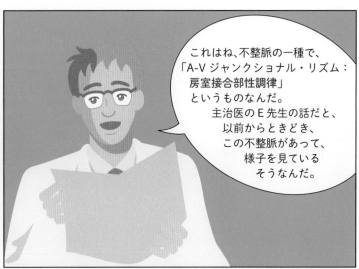

これはね、不整脈の一種で、
「A-Vジャンクショナル・リズム：
房室接合部性調律」
というものなんだ。
主治医のE先生の話だと、
以前からときどき、
この不整脈があって、
様子を見ている
そうなんだ。

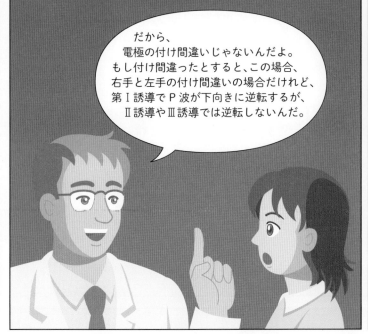

だから、
電極の付け間違いじゃないんだよ。
もし付け間違ったとすると、この場合、
右手と左手の付け間違いの場合だけれど、
第Ⅰ誘導でP波が下向きに逆転するが、
Ⅱ誘導やⅢ誘導では逆転しないんだ。

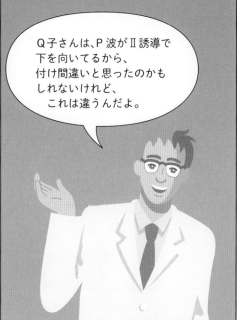

Q子さんは、P波がⅡ誘導で
下を向いてるから、
付け間違いと思ったのかも
しれないけれど、
これは違うんだよ。

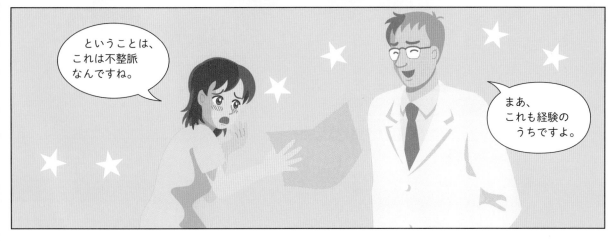

ということは、
これは不整脈
なんですね。

まあ、
これも経験の
うちですよ。

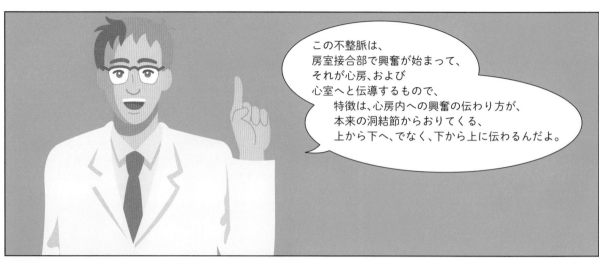

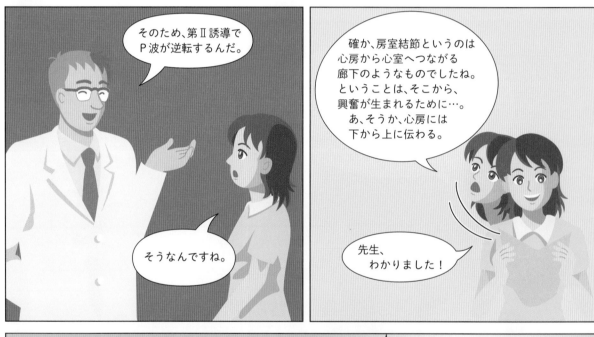

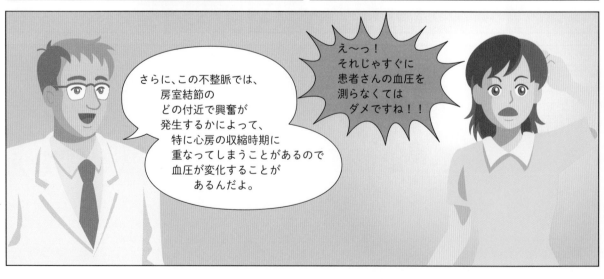

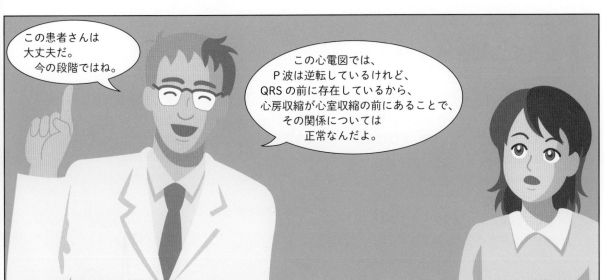

この患者さんは
大丈夫だ。
今の段階ではね。

この心電図では、
Ｐ波は逆転しているけれど、
QRS の前に存在しているから、
心房収縮が心室収縮の前にあることで、
その関係については
正常なんだよ。

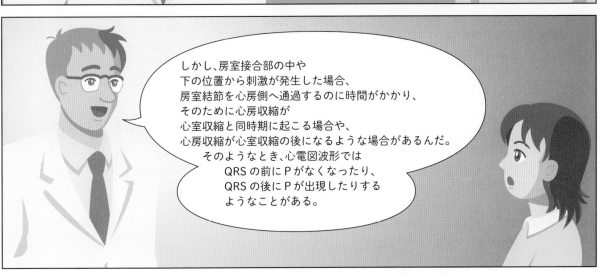

しかし、房室接合部の中や
下の位置から刺激が発生した場合、
房室結節を心房側へ通過するのに時間がかかり、
そのために心房収縮が
心室収縮と同時期に起こる場合や、
心房収縮が心室収縮の後になるような場合があるんだ。
そのようなとき、心電図波形では
QRS の前にＰがなくなったり、
QRS の後にＰが出現したりする
ようなことがある。

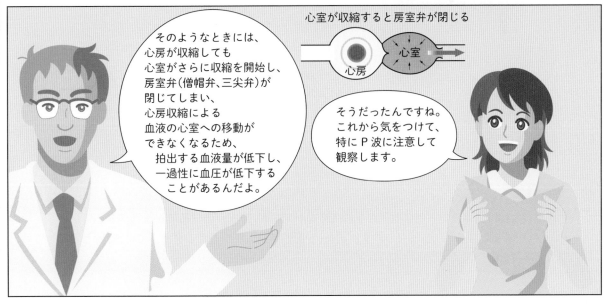

そのようなときには、
心房が収縮しても
心室がさらに収縮を開始し、
房室弁（僧帽弁、三尖弁）が
閉じてしまい、
心房収縮による
血液の心室への移動が
できなくなるため、
拍出する血液量が低下し、
一過性に血圧が低下する
ことがあるんだよ。

心室が収縮すると房室弁が閉じる

心房　　心室

そうだったんですね。
これから気をつけて、
特にＰ波に注意して
観察します。

房室接合部性調律（A-V junctional rhythm）

　洞結節の機能障害や洞房ブロック（p.50）、房室ブロック（p.115）などで興奮が房室接合部に伝わらなくなったときに房室接合部の自動能により、房室接合部がペースメーカになっている状態です。興奮の発生部位により上位、中位、下位に分けられP波の変形が起こります。心房側に対しては逆伝導性となります。

心電図の 特 徴

- 房室接合部より刺激が発生するので心房へは逆伝導する。P波はⅡ、Ⅲ、aVFで陰性となり、Ⅰ、aVRで陽性となる。

【刺激発生部位での変化】

　上位：逆伝導性P波（逆転P波）の後QRS波が出現する。P-Q時間は0.12秒以内の正常範囲である。

　中位：P波とQRS波の出現が一致してしまうことがある。その場合P波は見えない。

　下位：心房より心室の方が刺激伝導速度が速いためQRS波の後に逆転P波が出現する。Q-P間隔は0.2秒以内となる。

　中位および下位で発生する場合、心房収縮を伴わない心室収縮となるため拍出量は20%程度低下する。

- QRS波の形は洞調律と同様で幅の狭い波形を呈する。

房室結節上位において

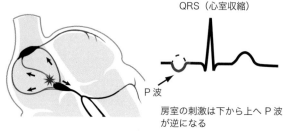

QRS（心室収縮）

P 波

房室の刺激は下から上へ P 波が逆になる

房室結節中位において

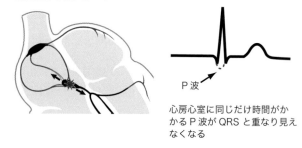

P 波

心房心室に同じだけ時間がかかる P 波が QRS と重なり見えなくなる

房室結節下位において

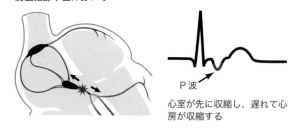

P 波

心室が先に収縮し、遅れて心房が収縮する

治療・対策

　房室接合部性調律そのものは危険なものではないですが、原因が何にあるかを調べる必要があり、それに対する対策が必要となります。また、一時的に血圧が低下するタイプでは、症状として表れる場合もあり、この不整脈と症状との関連性もみておく必要があります。

房室接合部上位で発生した調律

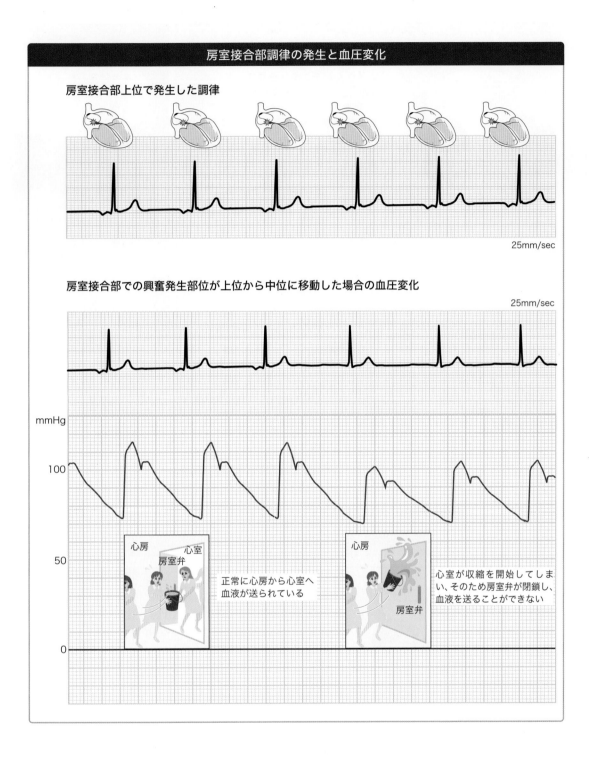

25mm/sec

房室接合部での興奮発生部位が上位から中位に移動した場合の血圧変化

25mm/sec

mmHg

100

50

0

心房　心室
房室弁

正常に心房から心室へ
血液が送られている

心房
房室弁

心室が収縮を開始してしま
い、そのため房室弁が閉鎖し、
血液を送ることができない

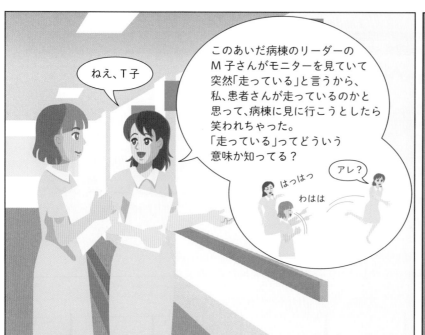

ねえ、T子

このあいだ病棟のリーダーの
M子さんがモニターを見ていて
突然「走っている」と言うから、
私、患者さんが走っているのかと
思って、病棟に見に行こうとしたら
笑われちゃった。
「走っている」ってどういう
意味か知ってる？

アレ？

はっはっ

わはは

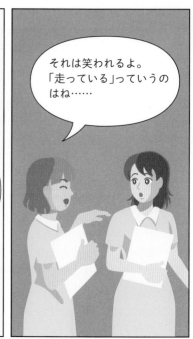

それは笑われるよ。
「走っている」っていうの
はね……

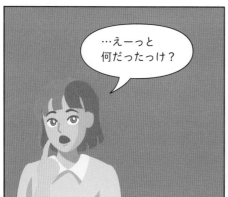

…えーっと
何だったっけ？

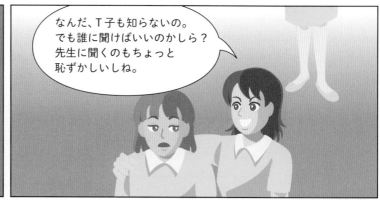

なんだ、T子も知らないの。
でも誰に聞けばいいのかしら？
先生に聞くのもちょっと
恥ずかしいしね。

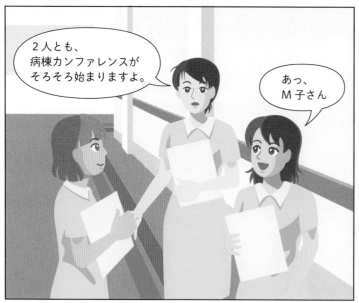

2人とも、
病棟カンファレンスが
そろそろ始まりますよ。

あっ、
M子さん

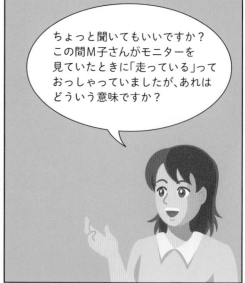

ちょっと聞いてもいいですか？
この間M子さんがモニターを
見ていたときに「走っている」って
おっしゃっていましたが、あれは
どういう意味ですか？

あのとき、Q子さんがいきなり病棟へ行こうとしたから、
思わず笑ってしまったわ。
すぐに意味を聞けばよいのに、聞かずに恥ずかしそうにしてたから、
私もそれ以上言わなかったけれど……、
「走っている」というのは期外収縮が連発しているときを示す、
一種の業界用語で、発作性頻拍のときなどに使われるのよ。
これに似たものに「タキッてる」というのもあって、
　　　これは頻脈を示す言葉よ。
　　　これは頻脈を英語で言うとタキカルディアで、
　　　これから来ているの。
　　　　　　　　わかった？

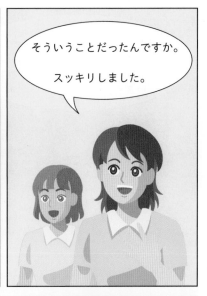

そういうことだったんですか。

スッキリしました。

みなさん、
カンファレンスが始まりますよ。
今日は私が話をする当番で、
テーマは頻拍発作だから、
ぜひ聞いておくといいよ。

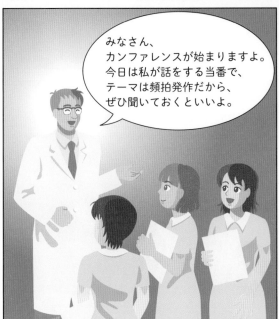

それって走る
ことですか？

え？

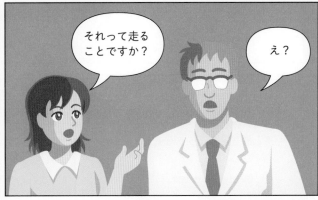

先生、今、彼女たちに頻拍
になった状態を「走る」と表現
することを説明したところ
なんです。

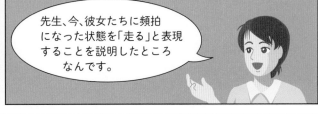

そういうことか。
そう！走ることだよ。

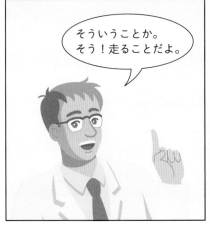

カンファレンス
にて

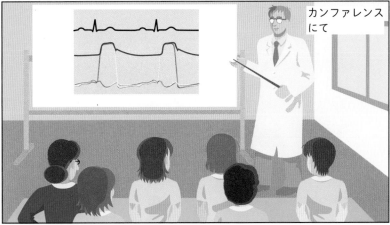

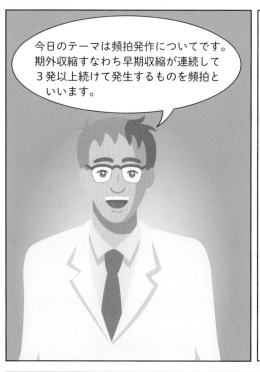

今日のテーマは頻拍発作についてです。期外収縮すなわち早期収縮が連続して3発以上続けて発生するものを頻拍といいます。

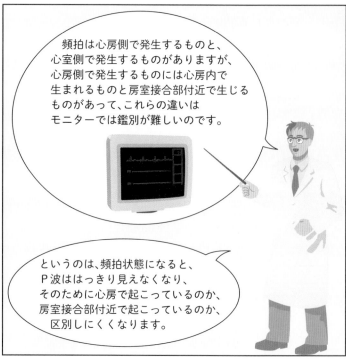

頻拍は心房側で発生するものと、心室側で発生するものがありますが、心房側で発生するものには心房内で生まれるものと房室接合部付近で生じるものがあって、これらの違いはモニターでは鑑別が難しいのです。

というのは、頻拍状態になると、P波ははっきり見えなくなり、そのために心房で起こっているのか、房室接合部付近で起こっているのか、区別しにくくなります。

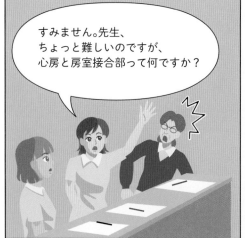

すみません。先生、ちょっと難しいのですが、心房と房室接合部って何ですか?

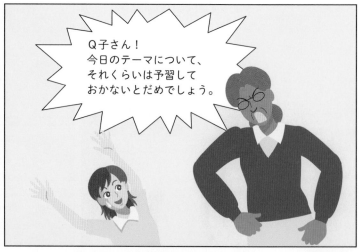

Q子さん!今日のテーマについて、それくらいは予習しておかないとだめでしょう。

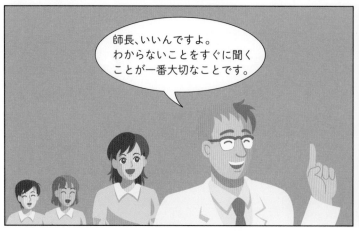

師長、いいんですよ。わからないことをすぐに聞くことが一番大切なことです。

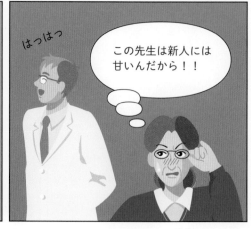

はっはっ

この先生は新人には甘いんだから!!

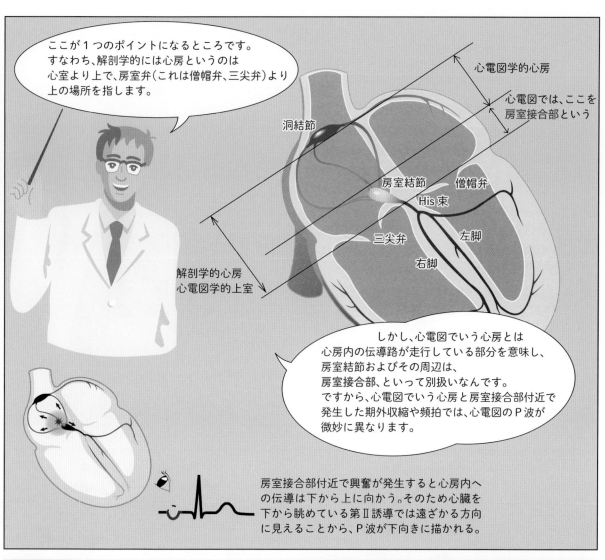

ここが１つのポイントになるところです。
すなわち、解剖学的には心房というのは
心室より上で、房室弁（これは僧帽弁、三尖弁）より
上の場所を指します。

心電図学的心房

心電図では、ここを
房室接合部という

洞結節

房室結節　　僧帽弁
His束

三尖弁　　　左脚

右脚

解剖学的心房
心電図学的上室

しかし、心電図でいう心房とは
心房内の伝導路が走行している部分を意味し、
房室結節およびその周辺は、
房室接合部、といって別扱いなんです。
ですから、心電図でいう心房と房室接合部付近で
発生した期外収縮や頻拍では、心電図のＰ波が
微妙に異なります。

房室接合部付近で興奮が発生すると心房内へ
の伝導は下から上に向かう。そのため心臓を
下から眺めている第Ⅱ誘導では遠ざかる方向
に見えることから、Ｐ波が下向きに描かれる。

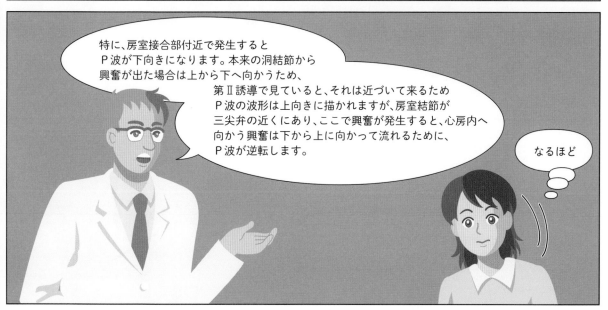

特に、房室接合部付近で発生すると
Ｐ波が下向きになります。本来の洞結節から
興奮が出た場合は上から下へ向かうため、
　　　第Ⅱ誘導で見ていると、それは近づいて来るため
　　　Ｐ波の波形は上向きに描かれますが、房室結節が
　　　三尖弁の近くにあり、ここで興奮が発生すると、心房内へ
　　　向かう興奮は下から上に向かって流れるために、
　　　Ｐ波が逆転します。

なるほど

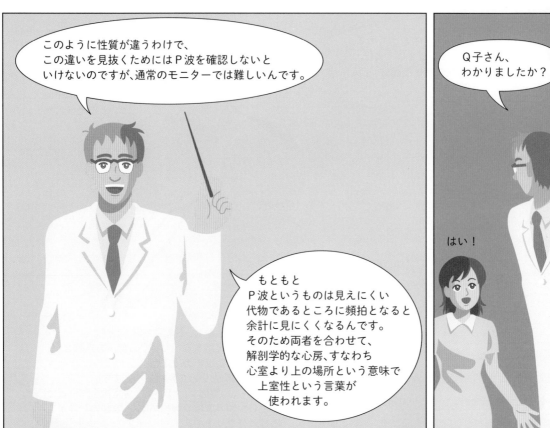

このように性質が違うわけで、
この違いを見抜くためにはＰ波を確認しないと
いけないのですが、通常のモニターでは難しいんです。

Q子さん、
わかりましたか？

はい！

もともと
Ｐ波というものは見えにくい
代物であるところに頻拍となると
余計に見にくくなるんです。
そのため両者を合わせて、
解剖学的な心房、すなわち
心室より上の場所という意味で
上室性という言葉が
使われます。

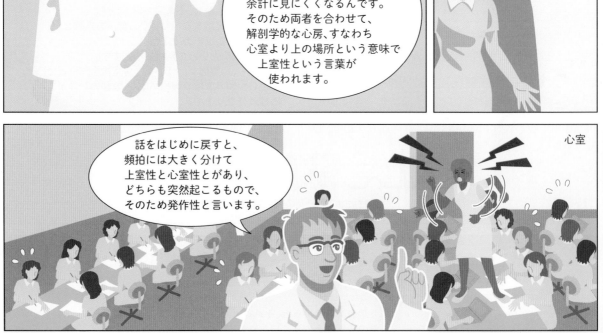

話をはじめに戻すと、
頻拍には大きく分けて
上室性と心室性とがあり、
どちらも突然起こるもので、
そのため発作性と言います。

心室

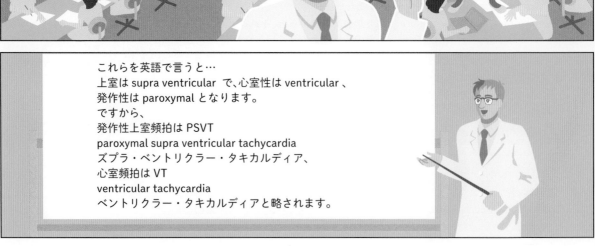

これらを英語で言うと…
上室は supra ventricular で、心室性は ventricular 、
発作性は paroxymal となります。
ですから、
発作性上室頻拍は PSVT
paroxymal supra ventricular tachycardia
ズプラ・ベントリクラー・タキカルディア、
心室頻拍は VT
ventricular tachycardia
ベントリクラー・タキカルディアと略されます。

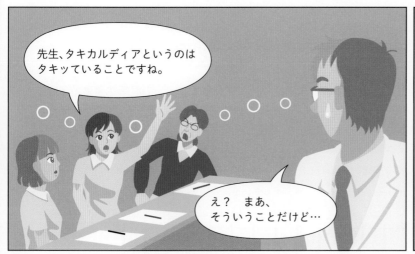

先生、タキカルディアというのは
タキッていることですね。

え？　まあ、
そういうことだけど…

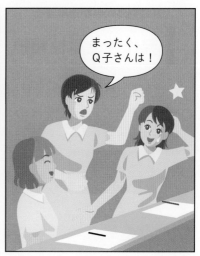

まったく、
Q子さんは！

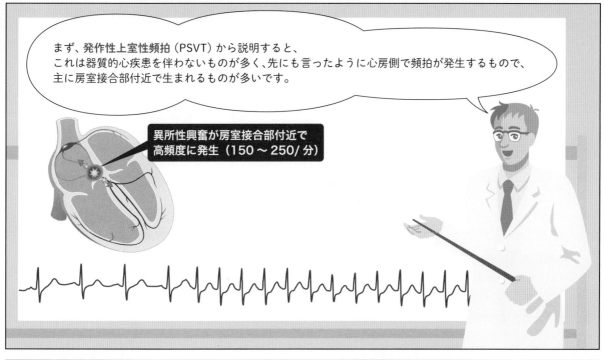

まず、発作性上室性頻拍（PSVT）から説明すると、
これは器質的心疾患を伴わないものが多く、先にも言ったように心房側で頻拍が発生するもので、
主に房室接合部付近で生まれるものが多いです。

異所性興奮が房室接合部付近で
高頻度に発生（150～250/分）

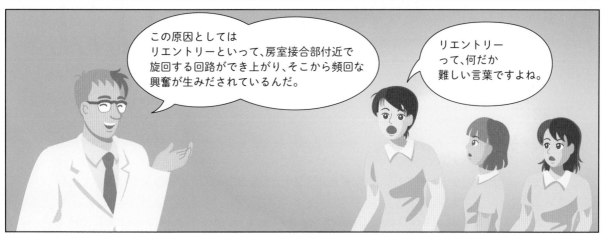

この原因としては
リエントリーといって、房室接合部付近で
旋回する回路ができ上がり、そこから頻回な
興奮が生みだされているんだ。

リエントリー
って、何だか
難しい言葉ですよね。

発作性上室性頻拍（paroxymal supra ventricular tachycardia PSVT ）

　上室（心房）内に異所性興奮が発生して洞調律より高頻度に刺激を発します。この異所性興奮が3連発以上発生するものを頻拍といいます。リエントリーまたは自動能亢進により起こるといわれ、発作的に生じ突然止まることが多いです。心室頻拍と異なり、血圧は比較的維持される場合があります。

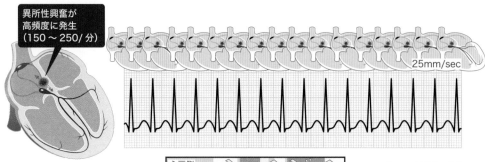

異所性興奮が
高頻度に発生
（150～250/分）

25mm/sec

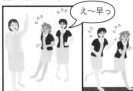

心房内で高頻度な興奮が発生する。

え～早っ

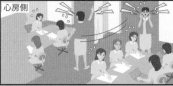

心房側

刺激は心房内に伝わった後、房室結節に通じる。

心室側

早いよ～

うわ～　　ハア

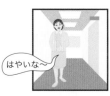

はやいな～

メッセージは房室結節からは正常（洞調律）と同じ経路を通過する。そのために、QRSは正常と同じ、幅の狭い波形となる。

心電図の 特徴

- P波は異所性興奮のため変形した形を示すものの波形としては見えない。心拍数は150～250/分となる。
- QRS波形は洞調律時と変わらない正常な形を示すが、心室内変行伝導を伴うとQRS波の幅は広くなる。そのため心室頻拍（p.87）との鑑別が困難となる場合がある。
- 洞性頻脈との鑑別点
  洞性頻脈は比較的徐々に心拍が上昇するが、PSVTでは突然頻拍となる。洞性頻脈の場合にはP波がQRSの前に存在していることを認めるが、PSVTではP波は見えない。

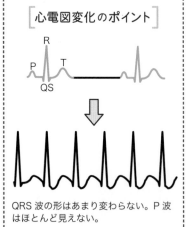

［ 心電図変化のポイント ］

R
P　　T
QS

QRS波の形はあまり変わらない。P波はほとんど見えない。

治療・対策

　この発作はもともと、房室結節周辺に頻拍発生基地ができることが、その原因であるため、房室伝導を抑制する方法として頸動脈や眼球マッサージによる迷走神経刺激法があります。また、ベラパミル（ワソラン）やATP（アデホス）などを使うことや、高頻度の心房ペーシングによっても停止させることができます。

　発作の予防としては、カルシウム（Ca）拮抗薬やβブロッカーが使われ（p.148）、根本的に治療するためにカテーテルアブレーションが行われます。

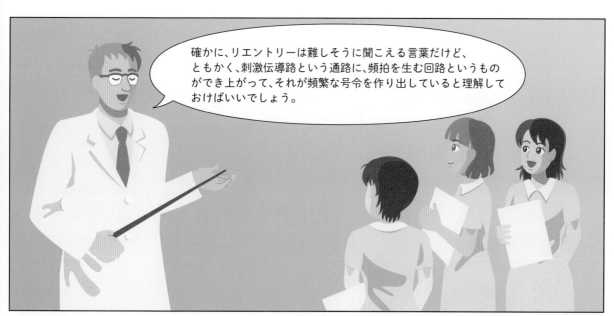

確かに、リエントリーは難しそうに聞こえる言葉だけど、ともかく、刺激伝導路という通路に、頻拍を生む回路というものができ上がって、それが頻繁な号令を作り出していると理解しておけばいいでしょう。

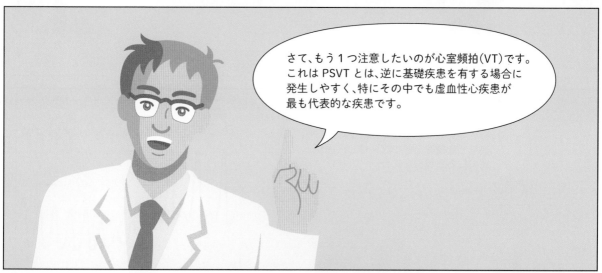

さて、もう1つ注意したいのが心室頻拍（VT）です。これは PSVT とは、逆に基礎疾患を有する場合に発生しやすく、特にその中でも虚血性心疾患が最も代表的な疾患です。

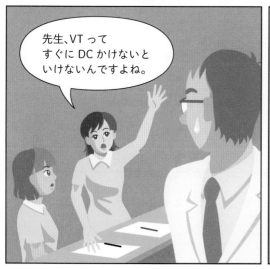

先生、VT ってすぐに DC かけないといけないんですよね。

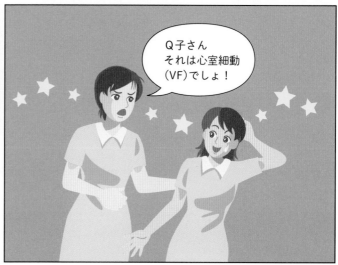

Q子さんそれは心室細動（VF）でしょ！

83

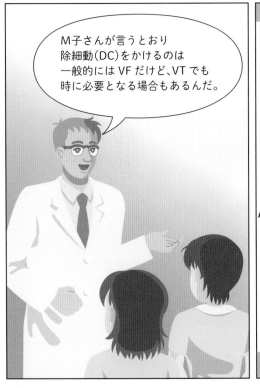

M子さんが言うとおり
除細動(DC)をかけるのは
一般的には VF だけど、VT でも
時に必要となる場合もあるんだ。

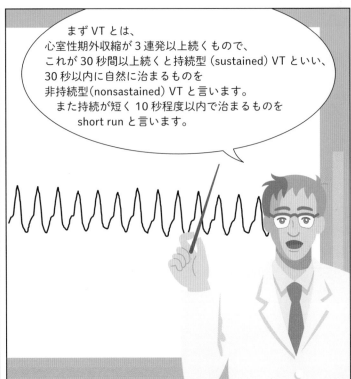

まず VT とは、
心室性期外収縮が 3 連発以上続くもので、
これが 30 秒間以上続くと持続型（sustained）VT といい、
30 秒以内に自然に治まるものを
非持続型（nonsastained）VT と言います。
また持続が短く 10 秒程度以内で治まるものを
short run と言います。

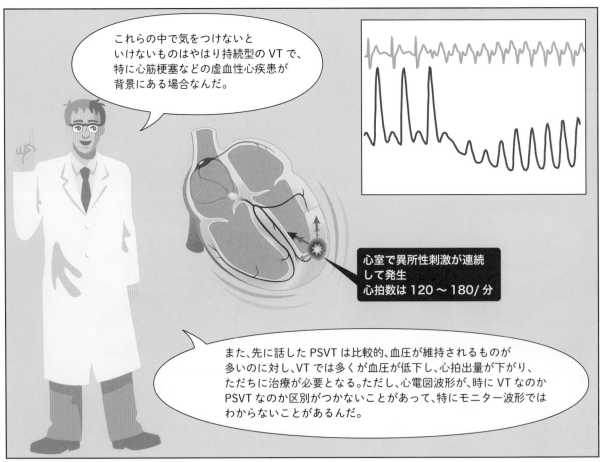

これらの中で気をつけないと
いけないものはやはり持続型の VT で、
特に心筋梗塞などの虚血性心疾患が
背景にある場合なんだ。

心室で異所性刺激が連続
して発生
心拍数は 120 〜 180/ 分

また、先に話した PSVT は比較的、血圧が維持されるものが
多いのに対し、VT では多くが血圧が低下し、心拍出量が下がり、
ただちに治療が必要となる。ただし、心電図波形が、時に VT なのか
PSVT なのか区別がつかないことがあって、特にモニター波形では
わからないことがあるんだ。

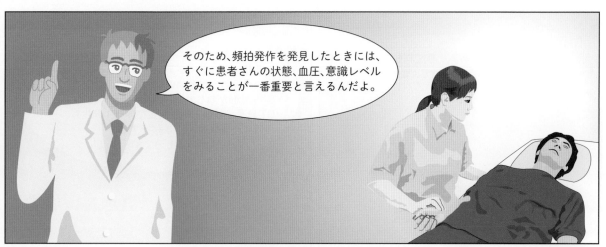

そのため、頻拍発作を発見したときには、すぐに患者さんの状態、血圧、意識レベルをみることが一番重要と言えるんだよ。

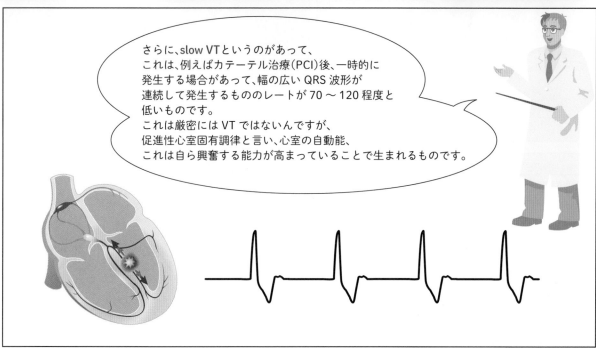

さらに、slow VTというのがあって、これは、例えばカテーテル治療（PCI）後、一時的に発生する場合があって、幅の広いQRS波形が連続して発生するもののレートが70〜120程度と低いものです。
これは厳密にはVTではないんですが、促進性心室固有調律と言い、心室の自動能、これは自ら興奮する能力が高まっていることで生まれるものです。

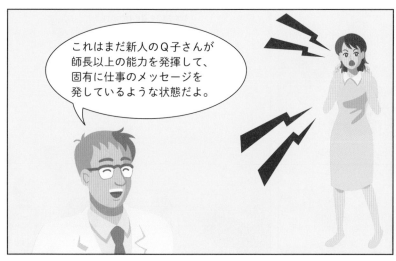

これはまだ新人のQ子さんが師長以上の能力を発揮して、固有に仕事のメッセージを発しているような状態だよ。

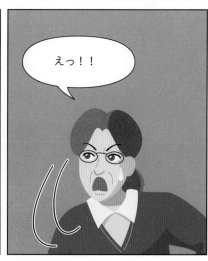

えっ！！

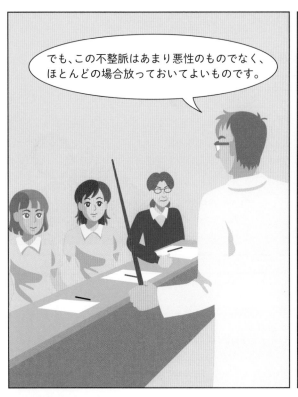

でも、この不整脈はあまり悪性のものでなく、
ほとんどの場合放っておいてよいものです。

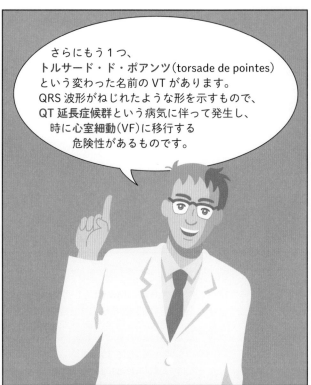

さらにもう1つ、
トルサード・ド・ポアンツ(torsade de pointes)
という変わった名前の VT があります。
QRS 波形がねじれたような形を示すもので、
QT 延長症候群という病気に伴って発生し、
時に心室細動(VF)に移行する
危険性があるものです。

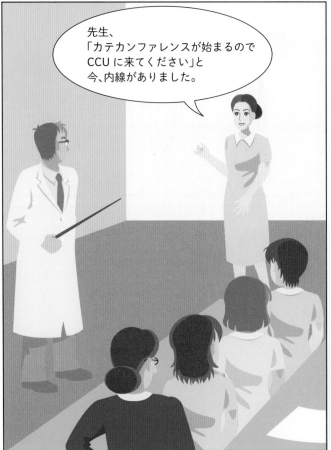

先生、
「カテカンファレンスが始まるので
CCU に来てください」と
今、内線がありました。

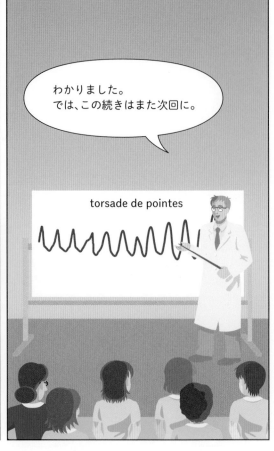

わかりました。
では、この続きはまた次回に。

torsade de pointes

心室頻拍（ventricular tachycardia **VT**）

心室に発生した異所性興奮が旋回することや心筋細胞の自動能が亢進することで発生します。心室性期外収縮が3連発以上発生すると心室頻拍と定義されます。心筋梗塞が基礎疾患として存在する場合には、頻拍によって心臓のポンプ作用が低下し、血圧の低下や心拍出量の減少が起こります。

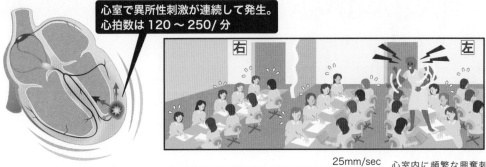

心室で異所性刺激が連続して発生。
心拍数は 120 ～ 250/ 分

25mm/sec

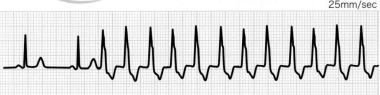

心室内に頻繁な興奮刺激が発生し、頻拍状態となっている。心室が自ら早く興奮しており、心房収縮は心室の興奮の前には存在していない。そのため QRS 波の前に P 波は現れない。

心室性頻拍は30秒以上持続する持続性（sustained VT）と、30秒以内に自然に治まる非持続性（non sustained VT）に分類されます。

また持続の短い（約10秒程度で治まる。多少、施設あるいは個人によって判定基準が異なるが）ものをshort runといいます。

レートが70〜120程度の緩やかな頻度で発生するタイプをslow VT（促進型心室固有調律）といい、これは心室の自動能が亢進して発生するタイプで比較的予後のよいものです。

さらにQT延長症候群という疾患に発生する心室頻拍で、頻拍時の波形がねじれたような形をとるものをトルサード・ド・ポアンツ（torsade de pointes）といい（atypical ventricular tachycardia：AVTともいう）、時に心室細動に移行する場合があります。

心電図の 特 徴

- 心室性期外収縮様の幅広く、変形したQRS波が連続して出現する。
- 心拍数は120〜250/分。
- P波は心房の固有リズムで発生するが波形としては見えない場合が多い。

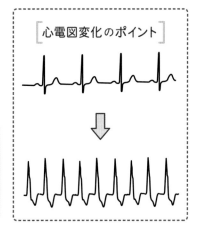

［心電図変化のポイント］

治療・対策

持続型頻拍で血圧低下を伴い、血行動態が不安定であると緊急除細動を必要とする場合があります。一方で、非持続型で血圧が維持されているような例では、あわてる必要がないこともあります。もし、VTと思われる不整脈を観察した場合には、まず患者さんの状態（脈が正しく触れるか、意識、症状はどうか）を観察します。

心筋梗塞が基礎疾患としてある例では、リドカインを使い頻拍を停止させることや、心室細動への移行を防ぐ対策がとられます。電気生理学的検査で頻拍を起こす回路が証明され、その位置が明確であるとカテーテルアブレーションによって治療できます。

心室頻拍発作に伴う血圧変化

　心室頻拍発作が発生すると、心室から拍出される血液量が著しく減少するために血圧の低下が起こりやすくなります。背景に心筋梗塞があると、その傾向がより顕著となることが多いです。

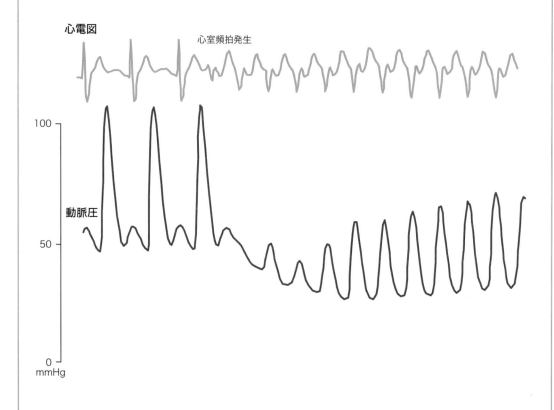

■心室頻拍に陥り、血圧が著しい低下を認めた例

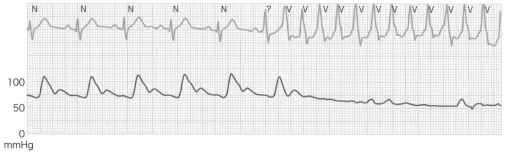

■多形性心室頻拍　トルサード・ド・ポアンツ　torsade de pointes Tdp
（幅の広いQRSがねじれたように形が変化する）

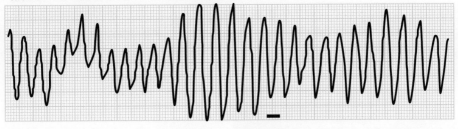

■促進性心室固有調律　slow VT（頻拍とはいえ、その程度が70〜120bpmと比較的緩やか）
本例は急性心筋梗塞発症後、血栓溶解療法を行った直後に発生した。

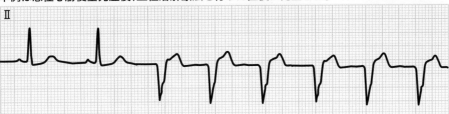

■左脚ブロックで洞性頻脈（幅の広いQRSの前に正しくP波が存在している）

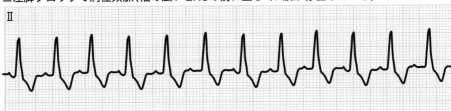

■WPW症候群＋心房細動　偽性心室頻拍　pseudo VT（一見、VTと見えるがR−Rが不規則）

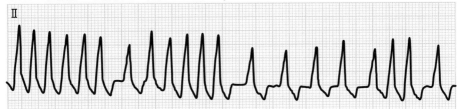

■体動（歯みがき）によって発生したアーチファクト（人工産物）

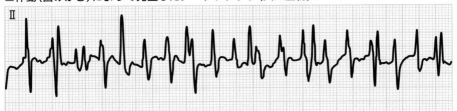

心室細動（ventricular fibrillation VF ）

異所性興奮が心室内のさまざまな場所で、無秩序に早い周期で繰り返し起こっている状態です。心室全体として均一な収縮がなく、心室からの血液拍出が行われません。虚血性心疾患、心筋炎、心筋症などの心筋病変、重症心不全、心原性ショック、電解質異常、ジギタリス中毒、重症疾患の末期などに伴って起こります。

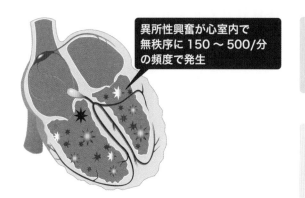

異所性興奮が心室内で無秩序に 150 ～ 500/分の頻度で発生

心電図の 特 徴

- 形、振幅、周期などまったく一定しない波形の連続
- 基線は見られない

治療・対策

意識は消失し、数分以内に正常調律に戻らない場合、死に至る最も危険な不整脈で、ただちに除細動や胸骨圧迫などの救命処置をとる必要があります。

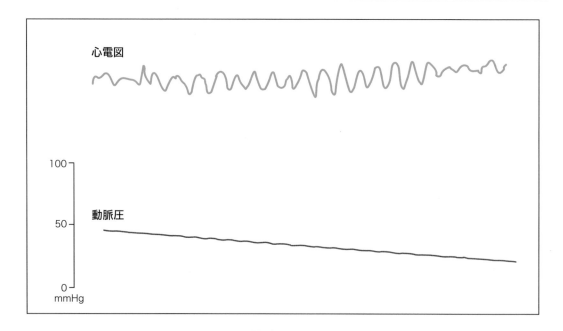

心電図

100

動脈圧

50

0
mmHg

急性心筋梗塞発症後、心室細動に陥った例

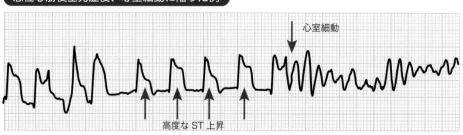

心室細動

高度な ST 上昇

補足

心室頻拍や心室細動を誘発しやすい

▌QT延長症候群（Long QT syndrome）

　QTの延長とはQT時間が0.45秒以上（11mm以上）となるもので、このような場合にトルサード・ド・ポアンツという危険性の高い不整脈が誘発される可能性が高くなります。そもそもQT時間が延長するということは、心室の再分極という、心筋がエネルギーを充電する時間帯が長くなることで、心室の電気的な興奮形態が不安定となります。そのため心室頻拍や細動などの不整脈が引き起こされやすくなります。

　QT延長症候群には先天性と後天性とがあり、先天性にはRomano-Ward症候群やJervell and Lange-Nielsen症候群と呼ばれる遺伝性疾患があります。後天性のものとしては抗不整脈薬の副作用（催不整脈作用）で、特にキニジン中毒によるものがあります。

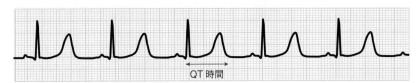

QT時間を計測する場合、この時間間隔は心拍数の程度によって変化するものであるため、心拍変動の因子を除く目的の補正が行われます。
方法は、QT時間を測る心電図の先行R-R間隔（時間）を求め、その値の平方根（ルート）を計算します。その値をQT時間で割ることでQTcと表現する数値となり、これを使ってQT延長の有無を評価します（Bazettの式）。　正常QTc＜0.44

例：QT時間が0.5秒で、先行R-R間隔が0.8秒の場合
$0.5(QT) \div \sqrt{0.8} = 0.5 \div 0.894 ≒ 0.56(QTc)$

心室細動を誘発しやすい

▌ブルガダ（Brugada）症候群

　これは、胸部誘導のV1、V2付近で右脚ブロックに似た特有の変化と、特徴的なST上昇を伴う心電図波形を示し、ときに心室細動を誘発する症候群です。遺伝性の疾患であると考えられていますが、詳細はいまだ不明です。

　本例は心電図だけが変化を示すものの、明らかな器質的心疾患を認めず、若年から中年男性に比較的多くみられ、突然死の原因の1つと考えられています。

ブルガダ症候群の一例

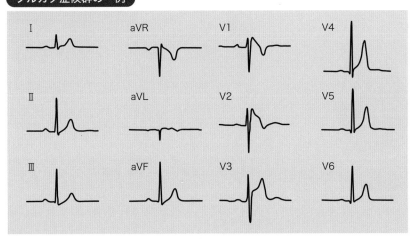

致死性不整脈の救命処置

普段から、危険な不整脈に遭遇した場合の緊急連絡体制や、救急用の器材、薬剤などの管理について徹底しておくことが大切です。

心室細動に対する除細動

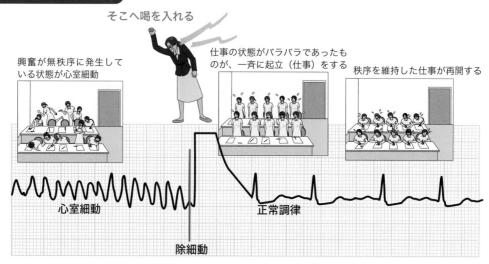

そこへ喝を入れる

興奮が無秩序に発生している状態が心室細動

仕事の状態がバラバラであったものが、一斉に起立（仕事）をする

秩序を維持した仕事が再開する

心室細動 　　　　正常調律

除細動

除細動を行うときのパドルの位置

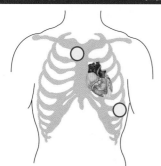

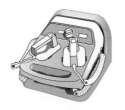

除細動を行う場合、パドルは基本的に心臓を挟むような関係で胸壁にあてます。すなわち、心尖部（胸骨第5肋間と鎖骨中線が交わる点）と心基部（胸骨角付近）にパドルをあてて行います。

胸骨圧迫法

除細動は心室細動に対して有効な蘇生方法ではあるものの、心停止（静止）や高度な徐脈性の不整脈などには効果はなく、このような場合には胸骨圧迫が必要になります。

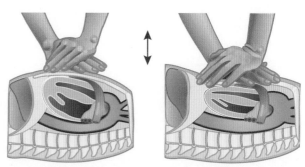

心室細動（VF）や脈の触れない心室頻拍（VT）、高度な徐脈性不整脈などに陥った場合、すみやかに胸骨圧迫を行うことが必要です。これは、前胸壁を両手を使って垂直に力を加えて胸壁を圧排する方法で、それによって機械的に左室から大動脈に血液が駆出されます。

このときの心電図モニターを観察すると胸壁に力が加わった際に心電図のR波様の波形がしばしば登場します。また、動脈ラインが確保できている場合には、胸壁を圧排することで動脈血圧が上昇するようすが観察できます。その上昇程度で血液の循環の状態や胸骨圧迫が正しく行われているかの確認もできます。もし動脈ラインがとれていない場合には、頸動脈拍動を触知することでも、およその状態を把握できます。

心停止（cardiac arrest）とは、血液を拍出するという心臓の機能が停止した状態で、これは心静止（asystole or cardiac standstill）や心室細動（VF）、無脈性電気活動（pulseless electrical activity：PEA）などによって起こります。

モニター上は、R波（それらしき波形）が、およそ6/分以内となった状態が心静止で、P波はときに観察ができる場合もあります。一方、R波が11/分以上ある場合にはPEA（無脈性電気活動）と解釈されます（※1つの目安です）。

心静止

- 心静止は、心疾患あるいは他の重篤な疾患に陥り、ついには心臓の活動が停止した状態を指し、死期にさしかかった状態です。脈は触れず、心音も聴取されません。
- 除細動は有効ではなく、胸骨圧迫が唯一の蘇生法となります。

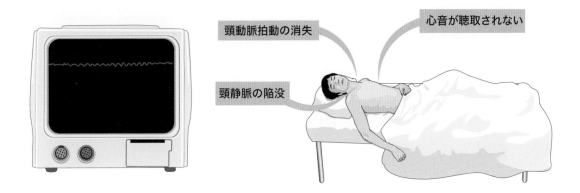

頸動脈拍動の消失

心音が聴取されない

頸静脈の陥没

無脈性電気活動（PEA）

- モニター上では心電図様の波形が認められるものの脈を触知できない状態を指し、心室頻拍や心室細動、心静止以外の状態をいいます。以前は、電導収縮解離（electro-mechanical dissociation：EMD）という言葉も、このPEAと同じような意味で使われていましたが、EMDの概念が明確でないことから今ではあまり使われません。
- PEAとなる原因には、心筋梗塞、心タンポナーデ、アシドーシス、緊張性気胸、低体温、高/低カリウム血症、低酸素、肺塞栓、薬物中毒などがあります。
- ただちに適切な蘇生法と元の原因疾患に対する対策が必要です。

18 だまされてしまう波形

　心電図モニターを眺めているとき、「何？　あれっ？」と思うような波形に遭遇することがあります。アーチファクトとは、「人工産物」という意味で、ノイズともいい、心電図に混入する心電図以外の波形がモニターに混入する現象です。

　例えば、以下のような波形です。これは大変！と、ついつい思うのですが、じつは患者さんが歯みがきをしているときに登場した波形です。

あっ！ VTだ！　ところが実際は、患者さんが歯みがきをしていた

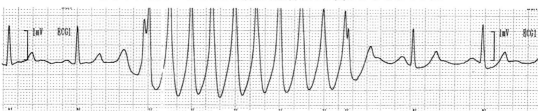

　これには、筋電図や皮膚と電極綿の接触抵抗の変化によって生まれる基線の動揺などが原因としてあります。
　アーチファクトが混入すると、心電図波形が見にくくなるだけでなく、誤った判断を下すこともあり注意が必要です。

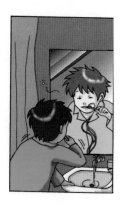

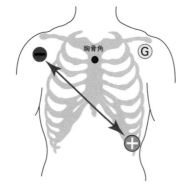

右肩の電極が肩や腕に付いている場合に、アーチファクト（人工産物）が発生しやすくなります。

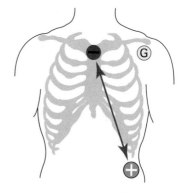

アーチファクトの混入が頻繁な場合、普段右肩に付いている赤（マイナス）の電極を、胸骨の一番上の部分（胸骨角）に移すことで、ある程度解決できます。

さまざまなアーチファクト

■不規則に出現する棘波
電極と皮膚との間が不安定になったとき、しばしば発生します。

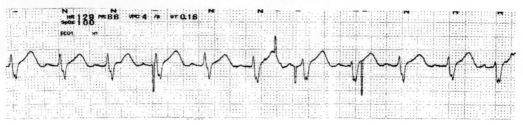

■筋電図の混入
体に力が入ることで筋肉の緊張が生まれ、それによって発生する現象です。

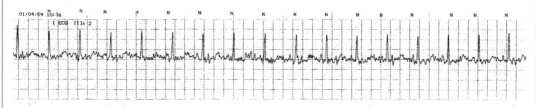

■電極が外れかかっている
電極が皮膚面から外れそうな状態で起こります。

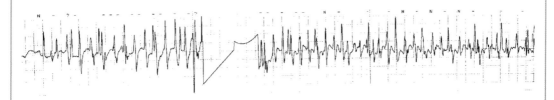

■体動による不規則な波形
体動によって、筋電図の発生や電極と皮膚間が不安定になることで生まれます。

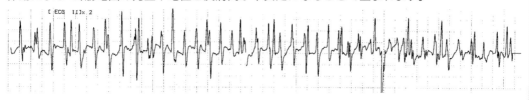

<アーチファクトによって発せられる間違ったアラームの例>

アラーム項目	アラームの意味	誤って判断した原因
asystole	心静止	電極外れ、洞停止
V fib	心室細動	電極外れ
V tachy	心室頻拍	体動によるアーチファクト
VPC run	期外収縮連続	体動によるアーチファクト
couplet	2連発	体動によるアーチファクト
bigeminy	2段脈	ペーシングスパイク

心電図の形が変化する理由の1つに体位の変化があります。

これは、体位が変わることで心臓の位置、特に心尖部という心臓の先端の位置が変化します。しかし、心電図の電極の位置は変わらないので、電極から見ている心臓の場所が変化することになります。

基本的に、仰臥位から左側臥位になるとR波やT波高は高くなる傾向があります。

一方、右側臥位だと、逆にR波やT波の波高は小さくなります。これが、特に心臓に水が溜まっている（心嚢液貯留）ような病気になると、その変化がより顕著となることがあります。

仰臥位

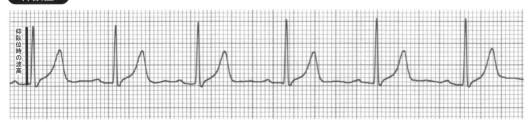

左側臥位

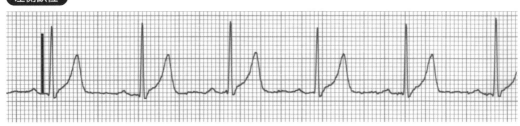

右側臥位

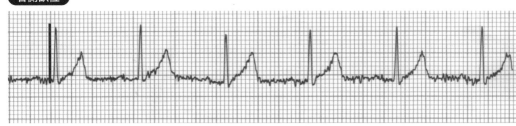

体位変換に伴う心臓と胸壁の位置関係の変化

　心臓と胸壁との位置は体位が変化することで、その関係も変化します。

　まず左側臥位では心臓の先端部（心尖部）は、より左方に移動し、一方の右側臥位においては心尖部の位置は右方に移動します。

　これらの変化によって胸壁と心臓との位置関係が変わり、同時に体表の心電図電極と心臓の関係が変動する結果、心電図波形が微妙に変化します。

仰臥位

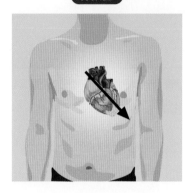

左側臥位

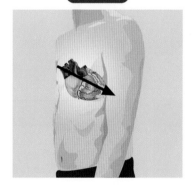

右側臥位

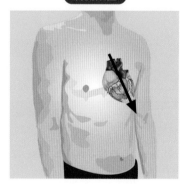

　この現象をみることがある１つの場面が、夜間、患者さんが寝ている時間帯です。

　モニター波形を眺めていて、波形が少し変化し、また、元の状態に戻るような場合、体位変化に伴う心電図の変化と判断できます。

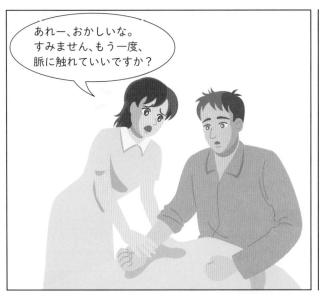

あれー、おかしいな。
すみません、もう一度、
脈に触れていいですか？

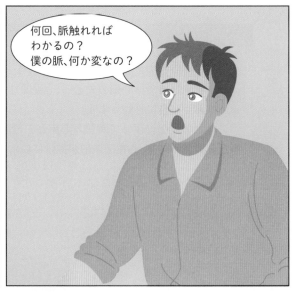

何回、脈触れれば
わかるの？
僕の脈、何か変なの？

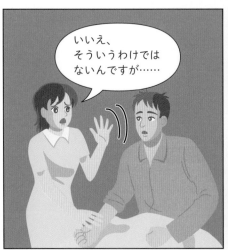

いいえ、
そういうわけでは
ないんですが……

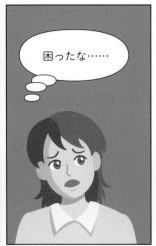

困ったな……

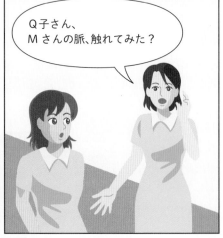

Q子さん、
Mさんの脈、触れてみた？

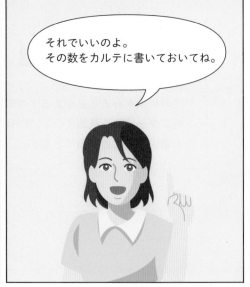

ええ、でもちょっと変なんです。
脈拍数とモニターの心拍数の表示とが合わないんです。
モニターは90と出ているんですが、
何度脈を触れても70くらいしかないんです。

それでいいのよ。
その数をカルテに書いておいてね。

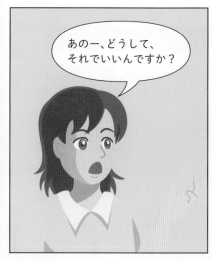

あのー、どうして、それでいいんですか？

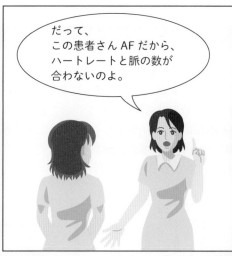

だって、この患者さん AF だから、ハートレートと脈の数が合わないのよ。

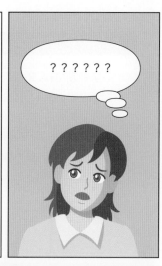

？？？？？？

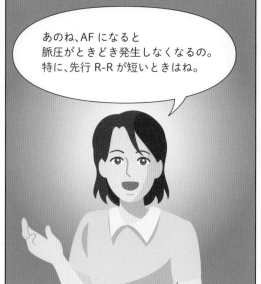

あのね、AF になると脈圧がときどき発生しなくなるの。特に、先行 R-R が短いときはね。

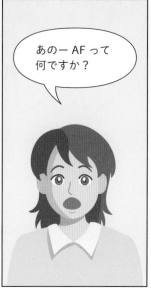

あのー AF って何ですか？

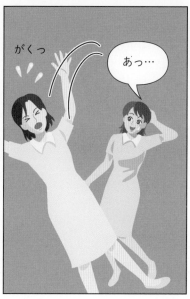

がくっ

あっ…

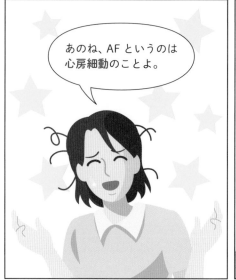

あのね、AF というのは心房細動のことよ。

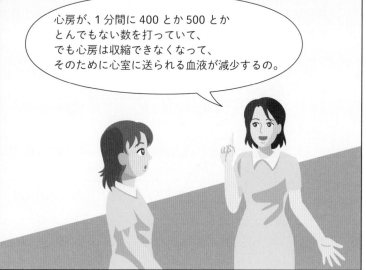

心房が、1 分間に 400 とか 500 とかとんでもない数を打っていて、でも心房は収縮できなくなって、そのために心室に送られる血液が減少するの。

心房細動発作時の血圧変化

　心房細動では、R-R間隔が不規則になり頻脈（R-R間隔が短い）となる傾向にあります。このような場合に、しばしば血圧が発生しないか（破線部分）、あるいは僅少となることが多く、また心電図から求める心拍数と触診で求める脈拍数に差が生じることになります。

　さらに、脈圧（最高と最低血圧の差）が小さくなると、カフによる血圧測定でコロトコフ音の消失点が判別し難く、最低血圧が求め難くなることがあります。

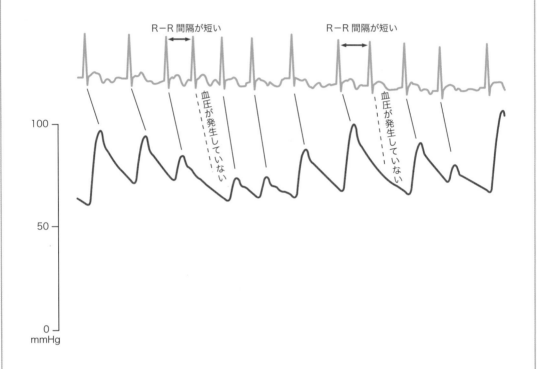

　心房細動になると、心房が収縮できないことから、心房から心室へ送り込む血液量が、20％程度減少します。それによって、洞調律から心房細動に陥ることで血圧の低下が起こりやすくなります。

　そこにR-R間隔が変動することで、特にR-R間隔が短縮することによって、心室に充満する血液量がさらに減少し、結果、拍出する血液量の減少によって血圧の低下が、より生まれやすくなります。

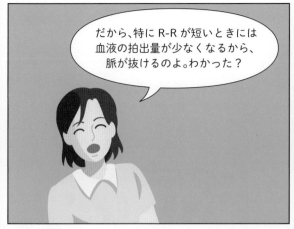

だから、特に R-R が短いときには
血液の拍出量が少なくなるから、
脈が抜けるのよ。わかった？

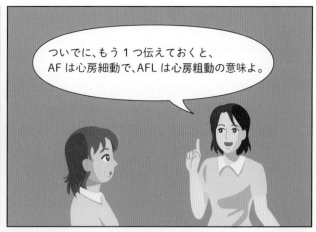

ついでに、もう 1 つ伝えておくと、
AF は心房細動で、AFL は心房粗動の意味よ。

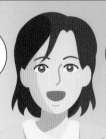

これは心房が
1 分間に 250 ～ 350 回ほど興奮していて、
数が多いので、その内の 2 つに 1 つとか
4 つに 1 つの割合で心室に興奮が伝わるの。

このときの心房の波は
ちょうどのこぎりの歯のような
形をしているのよ。それに対して、
心房細動では、小さくて不規則で
見えなくなることもあるの。

先輩、よくわかりました。
どうしてそんなに詳しいのですか？

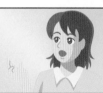

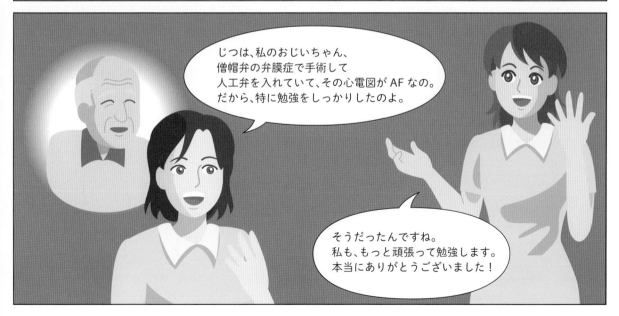

じつは、私のおじいちゃん、
僧帽弁の弁膜症で手術して
人工弁を入れていて、その心電図が AF なの。
だから、特に勉強をしっかりしたのよ。

そうだったんですね。
私も、もっと頑張って勉強します。
本当にありがとうございました！

心房細動（atrial fibrillation AF ）

　心房が350/分以上の頻度で無秩序に興奮している状態で、心房に正常な収縮は見られず、部分的に興奮しているだけです。この際の不規則な基線の動揺を f 波と呼びます。発作性に発症するものを発作性心房細動（paroxysmal-af：PAF）と呼んでいます。

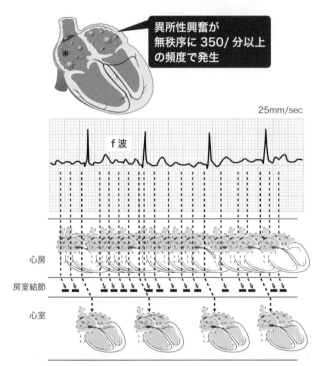

異所性興奮が無秩序に 350/ 分以上の頻度で発生

25mm/sec

f 波

心房
房室結節
心室

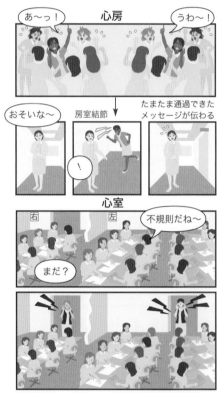

房室結節を、たまたま到達した刺激が心室側に通過できる。その結果、R-R 間隔は不規則となる。

心電図の 特徴

- 心房の興奮は形、大きさともに不規則となり基線の動揺として出現する。この揺れを f 波（350〜600/分）という。P 波はみられない。
- f 波はⅡ、Ⅲ、aVF、V1、V2誘導で確認しやすい。
- R-R間隔は不規則となる。

治療・対策

　心房細動そのものの治療には、抗不整脈薬（Ⅰa、Ⅰc）の使用や除細動によって洞調律に戻す方法があります（カルディオ・バージョン）。また、外科的に心房が頻繁に仕事ができないようにする方法（maze法）やカテーテル・アブレーションによる治療もあります。

　心房細動で脈が速めに打つと心拍出量が低下する傾向が強まるため、頻脈を起こさないように調節する目的でカルシウム拮抗薬やβブロッカー、ジギタリスなどが使われます。さらに、心房細動では心房収縮がなくなることで心房内に血液の停滞が起こり、心房内に血栓が生じやすい環境ができます。このような場合、血栓の形成を抑える目的でワーファリンやアスピリンなどが用いられます。

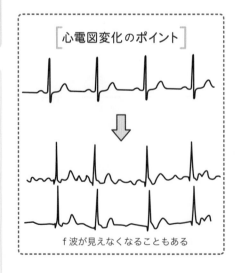

［ 心電図変化のポイント ］

f 波が見えなくなることもある

心房が250〜350/分の頻繁な興奮を繰り返している

心房粗動（atrial flutter AFL）

　心房に250〜350/分の頻度で規則的に異所性興奮が発生するものです。発生機序は心房内を興奮が旋回する回路が形成されることによります（リエントリー回路）。この頻繁な興奮は2つに1つ、あるいは4つに1つのような間欠的な伝わり方をします。しかし、まれにすべての心房内での興奮が伝わることがあり、その場合は高度な頻拍となります。

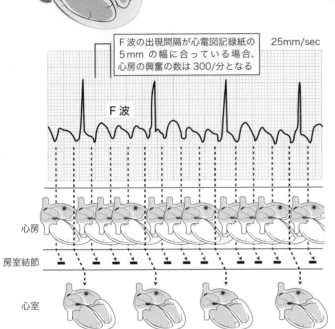

異所性興奮の心房内リエントリー

F波の出現間隔が心電図記録紙の5mmの幅に合っている場合、心房の興奮の数は300/分となる

25mm/sec

F波

心房

房室結節

心室

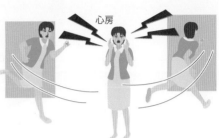

心房

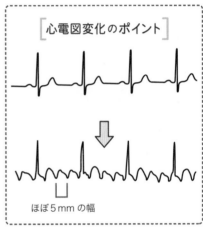

［心電図変化のポイント］

ほぼ5mmの幅

【心房頻拍と心房粗動の関係】

　心房の興奮が100〜250/分までのものを心房頻拍と表現し、その数が250/分を超えると心房粗動といいます。これらは心房内での興奮頻度の違いが特徴です。

心電図の 特 徴

- 正常P波は出現しないが規則的な心房の振れが出現し、これをF波（鋸歯状）という。
- 心房興奮のすべてが心室に伝導されず、2：1、4：1などとなる。1：1伝導では心房興奮のすべてが心室に伝導されるため頻拍状態となる。頻脈によって血圧が低下し、Adams-Stokes発作を生じることがある。

治療・対策

　心房粗動は心房細動と比べて頻拍発作を起こしやすい点が特徴で、そのことから心房細動より注意する必要があります。心房粗動に対する薬物療法としては、抗不整脈薬のⅠa群やⅠc群が用いられます。このとき、Ⅰa群では抗コリン作用という房室伝導時間を促進する副作用を伴うことがあり、それによって頻拍が生じやすくなり注意が必要です。その対策として房室伝導を抑えるための薬剤、カルシウム拮抗薬・ベラパミル（ワソラン）やジギタリスが用いられます。また、カテーテルを使って高頻度の心房ペーシングを行うことで治療する方法や除細動も時に行われます。さらに、カテーテル・アブレーションによって頻拍出現回路を断ち切る方法も有効な治療となります。

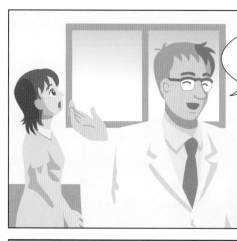

そういえば、E先生、受け持ちのHさんだけど、アブレーションは結局することにしたんですか？

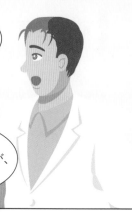

ええ、することになりますよ。来週の電気生理で最終的に決めますが、まず行うでしょう。

E先生。HさんはWPW症候群という病気ですね。私の友人も同じ病気なんですが、カテーテルを受けないといけないんでしょうか？

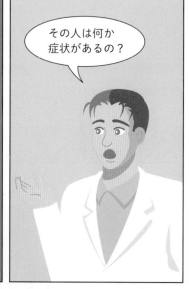

その人は何か症状があるの？

いいえ特には何もないって言っていますが、ちょっと心配で。

普段何も症状がなければそんなに心配しなくてもいいんだよ。でも、この病気は頻拍発作が起こるようなことがあると治療が必要となってくるんだ。

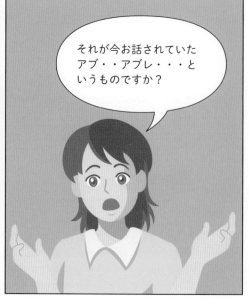

それが今お話されていたアブ・・アブレ・・・というものですか？

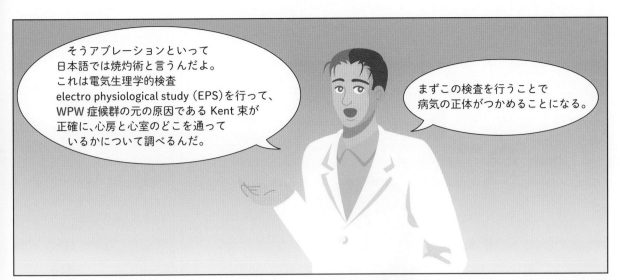

そうアブレーションといって日本語では焼灼術と言うんだよ。これは電気生理学的検査 electro physiological study（EPS）を行って、WPW 症候群の元の原因である Kent 束が正確に、心房と心室のどこを通っているかについて調べるんだ。

まずこの検査を行うことで病気の正体がつかめることになる。

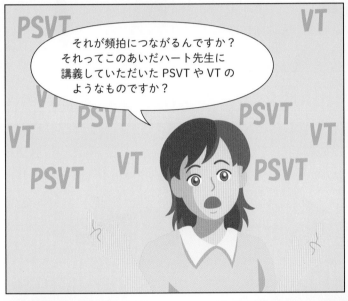

それが頻拍につながるんですか？それってこのあいだハート先生に講義していただいた PSVT や VT のようなものですか？

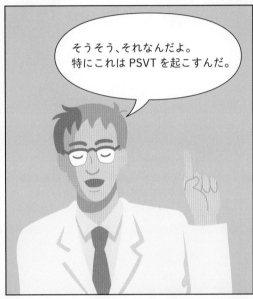

そうそう、それなんだよ。特にこれは PSVT を起こすんだ。

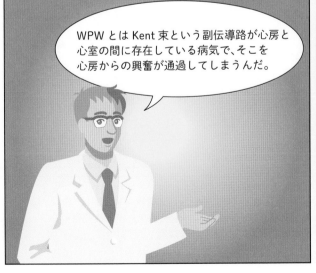

WPW とは Kent 束という副伝導路が心房と心室の間に存在している病気で、そこを心房からの興奮が通過してしまうんだ。

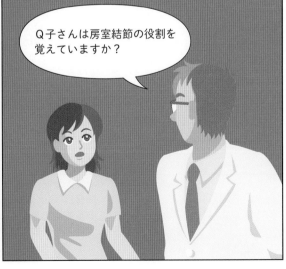

Q子さんは房室結節の役割を覚えていますか？

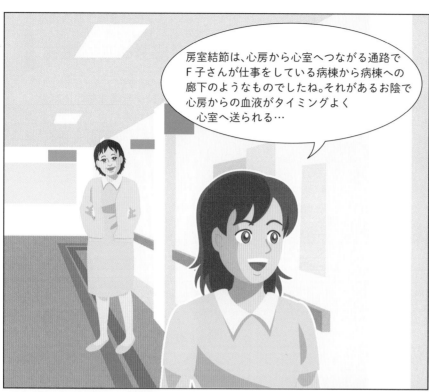

房室結節は、心房から心室へつながる通路で
F子さんが仕事をしている病棟から病棟への
廊下のようなものでしたね。それがあるお陰で
心房からの血液がタイミングよく
心室へ送られる…

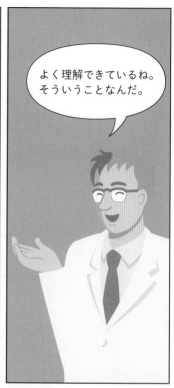

よく理解できているね。
そういうことなんだ。

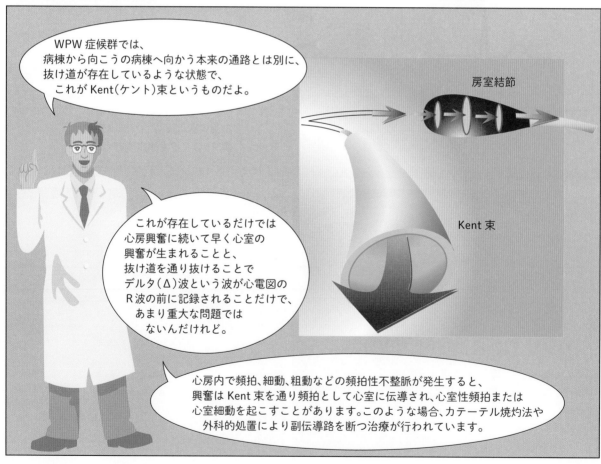

WPW症候群では、
病棟から向こうの病棟へ向かう本来の通路とは別に、
抜け道が存在しているような状態で、
これがKent(ケント)束というものだよ。

房室結節

これが存在しているだけでは
心房興奮に続いて早く心室の
興奮が生まれることと、
抜け道を通り抜けることで
デルタ(Δ)波という波が心電図の
R波の前に記録されることだけで、
あまり重大な問題では
ないんだけれど。

Kent束

心房内で頻拍、細動、粗動などの頻拍性不整脈が発生すると、
興奮はKent束を通り頻拍として心室に伝導され、心室性頻拍または
心室細動を起こすことがあります。このような場合、カテーテル焼灼法や
外科的処置により副伝導路を断つ治療が行われています。

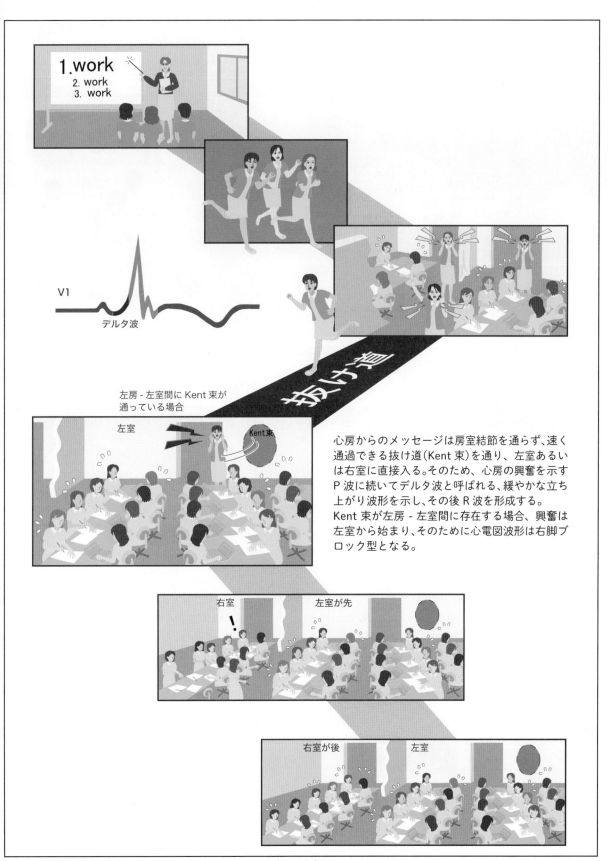

V1

デルタ波

左房 - 左室間に Kent 束が通っている場合

左室

Kent束

抜け道

心房からのメッセージは房室結節を通らず、速く通過できる抜け道（Kent 束）を通り、左室あるいは右室に直接入る。そのため、心房の興奮を示す P 波に続いてデルタ波と呼ばれる、緩やかな立ち上がり波形を示し、その後 R 波を形成する。
Kent 束が左房 - 左室間に存在する場合、興奮は左室から始まり、そのために心電図波形は右脚ブロック型となる。

右室　　　　　左室が先

右室が後　　　　　左室

※WPW とは発見者の名前である、Wolff、Parkinson、White 3 名の頭文字をとったものである。

ときに、本来の通路・房室結節を通って来た興奮がその抜け道を逆戻りし、また本来の通路を通り、また逆戻り、と、これを頻繁に繰り返す状態になって、頻拍発作をつくることがあるんだよ。

房室接合部からの頻繁な刺激が心室に届き、頻拍をつくる、すなわち PSVT と同じようなことが起こることになるんだ。

これが一種のリエントリー回路でもあって、このような状態になると結局、

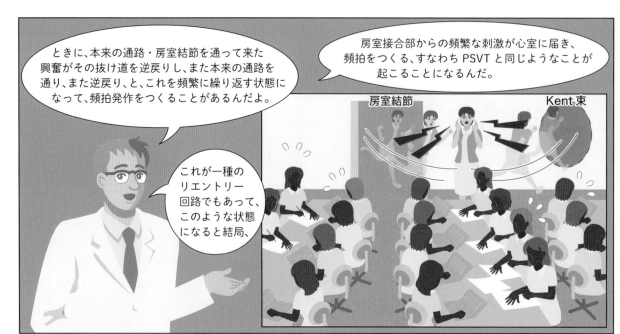

そう、まさに今、そのようなことが僕の受け持ちのHさんに起こっているんだ。

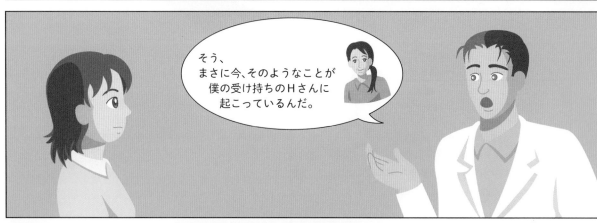

それで来週、電気生理を行って、それで Kent 束の在り処を正確に突き止めて、その後アブレーションといって、これもカテーテルを使って、その部位に高周波電流を通じると、ちょうど電気メスと同じ原理で、その部位に熱が発生し、それで Kent 束を焼き切ってしまう手術を行う予定なんだよ。

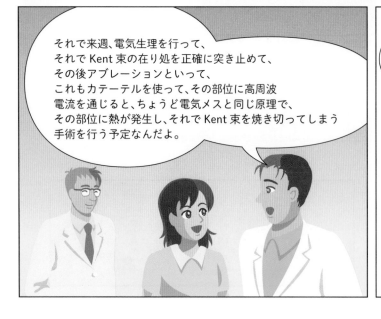

カテーテル治療ってすごいんですね。私、患者さんに尋ねられたらちゃんと説明できるようにしっかり勉強しておきます。

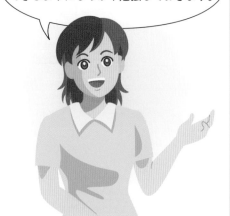

WPW症候群 (Wolff-Parkinson-White syndrome)

　正常の刺激伝導系のほかにケント(Kent)束と呼ばれる副伝導路が存在する早期興奮症候群です。Kent束の多くは右室側に存在しますが、左室側に存在するものもあり、Kent束の位置により刺激伝導経路が異なります。存在位置の違いによる心電図波形の特徴からA type、B type、C typeに分類されます。Kent束は房室結節より伝導速度が速いため、正常伝導路を通過する刺激より速く心室を興奮させます。

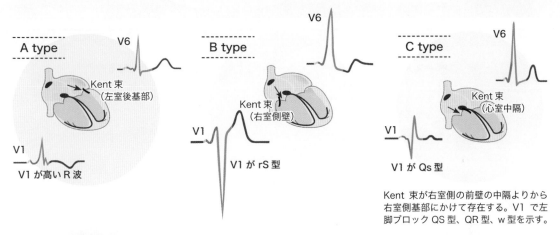

A type
V6
Kent 束
(左室後基部)
V1
V1 が高い R 波

B type
V6
Kent 束
(右室側壁)
V1
V1 が rS 型

C type
V6
Kent 束
(心室中隔)
V1
V1 が Qs 型

Kent 束が右室側の前壁の中隔よりから右室側基部にかけて存在する。V1 で左脚ブロック QS 型、QR 型、w 型を示す。

心電図の 特徴

- QRS波の前に心室の早期興奮を示すデルタ(Δ)波が出現。
- P-Q時間短縮(0.12秒以下)。
- QRS幅広くなる(0.12秒以上)0.11〜0.14秒。
- P-S時間正常。
- QRS波はKent束からの伝導による興奮と洞調律による興奮との融合波として示される。

治療・対策

　WPW症候群は、それ自体は危険性の高いものとはいえませんが、心房細動や心房粗動などの頻拍を伴い、頻拍刺激がKent束を通って心室側に伝わることで心室頻拍や、ときに心室細動につながる危険性がある場合、あるいはKent束と房室結節の間で回帰性回路が生まれ、発作性上室性頻拍(PSVT)が起こりやすいと危険なタイプとなります(この場合、房室リエントリー性頻拍 [AVRT] とも呼ばれる)。

　PSVTが起こった場合、QRS幅が狭い形であるときは(指令が房室結節を通過している場合)、房室結節の伝導を抑制する方法として迷走神経刺激やATP(トリノシン、アデホスなど)などが使われます。

　心房細動を伴い、偽心室頻拍につながる危険があるとき、カルシウム拮抗薬を用いると房室結節の伝導が抑制されることで、かえってKent束が通過しやすくなり、頻拍を助長することになります。このような例ではカルシウム拮抗薬(ワソランなど)は禁忌となります。このときは、心房細動に対してⅠa群やⅠc群の薬剤が使われます。頻拍発作を引き起こす危険性の高いWPW症候群に対して最も有効な治療方法はカテーテル・アブレーションであり、電気生理学的検査で十分に副伝導路の位置を確かめて、この治療が行われます。

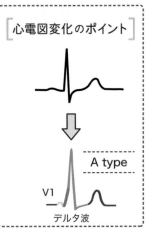

[心電図変化のポイント]

A type
V1
デルタ波

自動診断機能を有する心電計を使ってWPW症候群をとらえた場合、機械はこのWPW症候群の診断が下せず、右脚ブロックや左脚ブロックという結果が出てくることが多い。そのため、もし脚ブロックという自動診断が出た場合には、デルタ波が存在しないかどうか、よくチェックしておく必要がある。

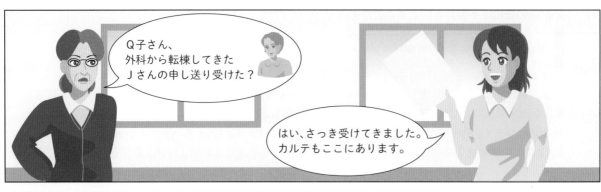

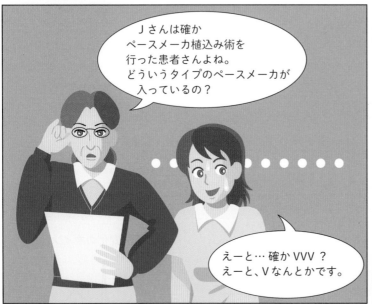

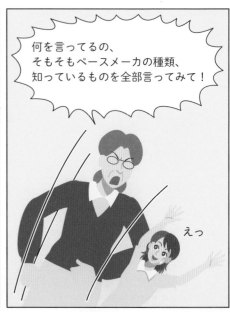

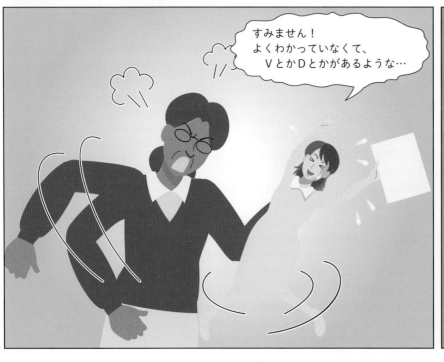

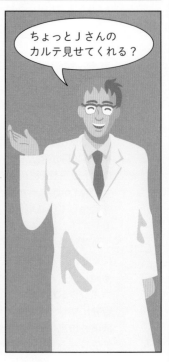

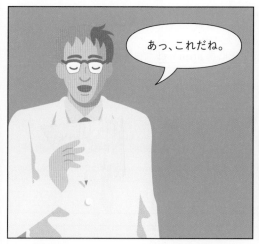

あっ、これだね。

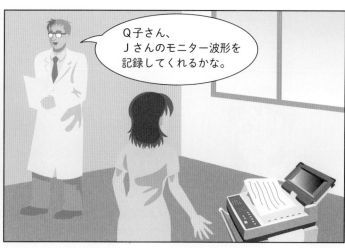

Q子さん、
Jさんのモニター波形を
記録してくれるかな。

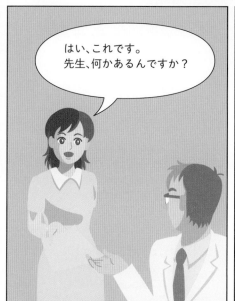

はい、これです。
先生、何かあるんですか？

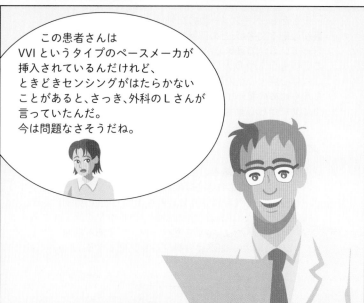

この患者さんは
VVIというタイプのペースメーカが
挿入されているんだけれど、
ときどきセンシングがはたらかない
ことがあると、さっき、外科のLさんが
言っていたんだ。
今は問題なさそうだね。

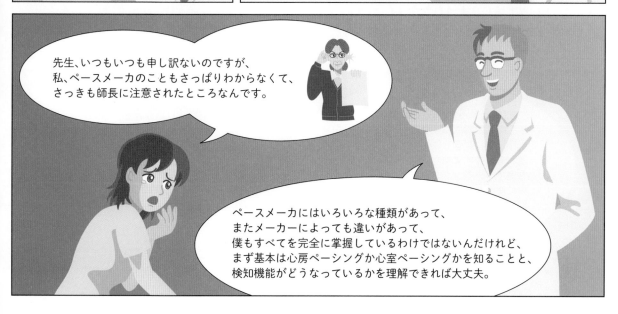

先生、いつもいつも申し訳ないのですが、
私、ペースメーカのこともさっぱりわからなくて、
さっきも師長に注意されたところなんです。

ペースメーカにはいろいろな種類があって、
またメーカーによっても違いがあって、
僕もすべてを完全に掌握しているわけではないんだけれど、
まず基本は心房ペーシングか心室ペーシングかを知ることと、
検知機能がどうなっているかを理解できれば大丈夫。

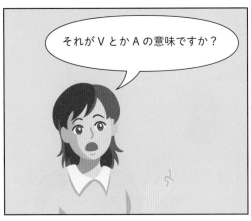

それが V とか A の意味ですか？

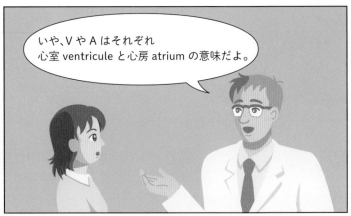

いや、V や A はそれぞれ
心室 ventricule と心房 atrium の意味だよ。

そもそも、ペースメーカの記号は、
最初に来る文字が、どの部屋でペーシングを
行っているかの意味で、V や A がそれだね。
ここにもう 1 つ D というものがあって、
これは心房・心室の両方 Dual という意味になるんだ。
だから始めの記号が、この J さんのペースメーカ
では V だから心室ペーシングとなるわけです。

心室ペーシングであることを心電図波形から判断するには、
ペーシング波形、これは心電図波形にペーシングパルスという
尖った棘波として記録されているものが QRS の直前にあり、
続いて発生した QRS 波が幅広い脚ブロック型を示している
ことでわかるんだよ。特に右室ペーシングである場合
には心電図の QRS は左脚ブロック型となる。

ペースメーカの機能表記記号

ペーシング部位
A：atrium（心房）
V：ventricle（心室）
D：dual（心房と心室）

センシング部位
A：atrium（心房）
V：ventricle（心室）
D：dual（心房と心室）
O：none（なし）

センシングによる反応
I：inhibited（抑制）
T：triggered（同期）
D：dual（抑制と同期）
O：none（なし）

先生、それって、
そもそも左脚ブロックというのは
右側が先に興奮し左側が
遅れるんですよね。だから…あっ、わかった！
右室でペーシングされていると右室が
先に興奮し左室が後になるから、
左脚ブロックと同じようなことが
起こるわけですよね。

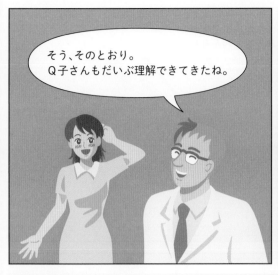
そう、そのとおり。
Q子さんもだいぶ理解できてきたね。

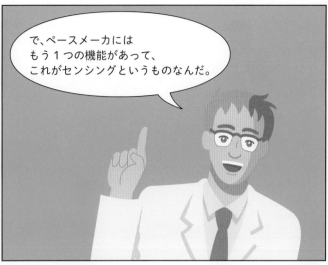
で、ペースメーカには
もう1つの機能があって、
これがセンシングというものなんだ。

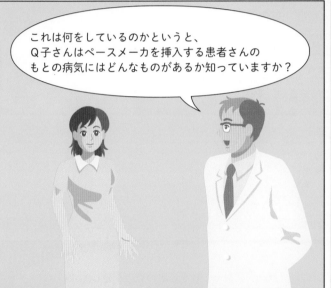
これは何をしているのかというと、
Q子さんはペースメーカを挿入する患者さんの
もとの病気にはどんなものがあるか知っていますか？

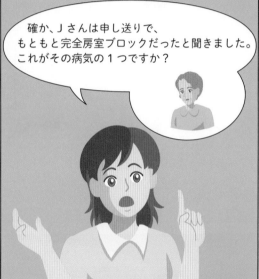
確か、Jさんは申し送りで、
もともと完全房室ブロックだったと聞きました。
これがその病気の1つですか？

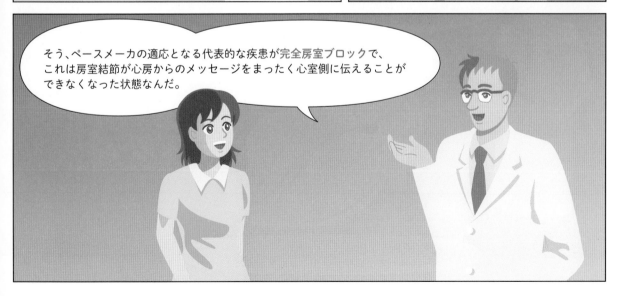
そう、ペースメーカの適応となる代表的な疾患が完全房室ブロックで、
これは房室結節が心房からのメッセージをまったく心室側に伝えることが
できなくなった状態なんだ。

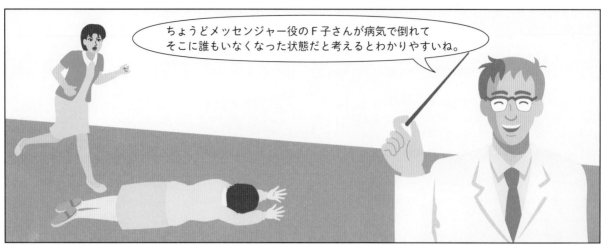

ちょうどメッセンジャー役のF子さんが病気で倒れて
そこに誰もいなくなった状態だと考えるとわかりやすいね。

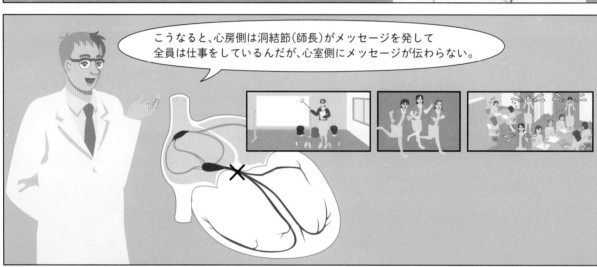

こうなると、心房側は洞結節（師長）がメッセージを発して
全員は仕事をしているんだが、心室側にメッセージが伝わらない。

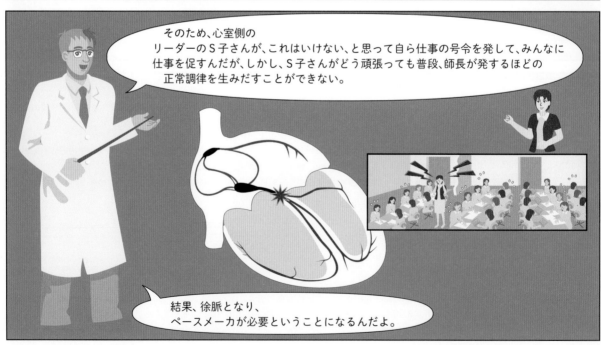

そのため、心室側の
リーダーのS子さんが、これはいけない、と思って自ら仕事の号令を発して、みんなに
仕事を促すんだが、しかし、S子さんがどう頑張っても普段、師長が発するほどの
正常調律を生みだすことができない。

結果、徐脈となり、
ペースメーカが必要ということになるんだよ。

心房からの刺激が心室に伝導されない、あるいは遅延する

房室ブロック（atrio-ventricular block A-V block）

房室伝導系（房室結節・His束・脚など）の機能障害によって心房からの刺激が心室に伝導されないか、遅延する状態です。障害の程度によって不完全房室ブロックと完全房室ブロックに分類されます。また、第1度、第2度房室ブロックを不完全房室ブロック、第3度房室ブロックを完全房室ブロックといいます。

心房からの刺激が心室に伝導されるのが遅れる

第1度房室ブロック

房室伝導系（房室結節・His束・脚など）の障害により、心房から心室への伝導時間が延長した状態です。最も多いのは房室結節の伝導遅延です。

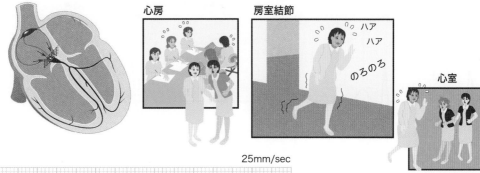

25mm/sec

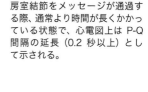

房室結節をメッセージが通過する際、通常より時間が長くかかっている状態で、心電図上は P-Q 間隔の延長（0.2 秒以上）として示される。

モニター心電図で、1度の房室ブロックを見たとき、その印象としては「P波がよく目に付く」ということです。これはP波そのものが大きくなるのではなく、もともとPとQRSが近接した関係（正常なP-Q間隔）にあると、人の目は大きな波形QRSに目がいって、小さな波形Pはついつい見えていないことがありますが、P-Qが離れると小さなP波も目に入りやすくなることが、その理由です。

心電図の 特 徴

• P-Q時間は0.21秒（紙幅5mm）以上に延長。
• P-Q時間は一定となる。
• QRS波は必ず出現し、幅は正常である。

治療・対策

1度の房室ブロックは、単独の場合はあまり心配する必要はありません。これは迷走神経緊張によって起こることがあり、例えば若年者やスポーツ選手などにみられることもあります。

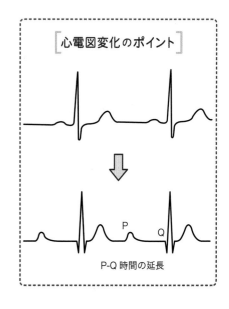

［ 心電図変化のポイント ］

P-Q 時間の延長

心房の刺激が心室に伝わらないことがある

第2度房室ブロック [不完全房室ブロック]

　房室伝導系の障害により心房の刺激が、しばしば心室に伝導されず、心室の収縮が起こらないものを第2度房室ブロックと呼びます。第2度房室ブロックは、心室伝導がブロックされる前のP-Q間隔の変化によりWenckebach型（Mobitz I 型）とMobitz II 型に分類されます。

Wenckebach型（Mobitz I 型）房室ブロック

　心房から心室への刺激伝導時間が徐々に延長して、ついには伝導が中断され心室興奮が脱落するものです。その後伝導は復活して、はじめの伝導時間に戻り、また徐々に延長して脱落します。このとき、R-R間隔は逆に短縮していきます。この周期をWenckebach周期といいます。

Wenckebach 周期

25mm/sec

QRS 脱落

房室伝導

正常伝導から、徐々に P-Q 間隔が延長し、ついには QRS が脱落する。その後、この周期をくり返す。

心電図の 特 徴

- P-Q間隔は徐々に延長されついにはQRS波は脱落する。
- R-R間隔はP-Q間隔の延長とは逆に短縮していく。
- QRS波脱落後のP-Q間隔はWenckebach周期最初の伝導時間に戻る。
- QRS波は正常な形である。
- ブロック後の休止期が長いと補充収縮が生じることがある。

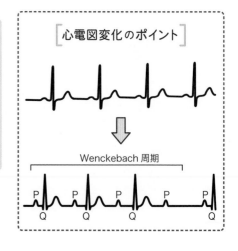

［心電図変化のポイント］

Wenckebach 周期

MobitzⅡ型房室ブロック

心房から心室へ一定間隔で房室伝導されていたものが突然脱落し、心室へ伝導されず心室収縮が起こらないものです。

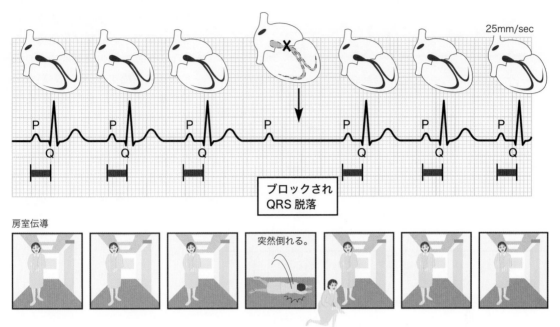

正常伝導から、突然QRSが脱落する。このタイプのほうが危険度は高い。

心電図の 特 徴

- P波の後のQRS波が突然脱落する。
- 脱落するQRS波は1拍か、または数拍続くこともある。
- P波の後にQRS波が続く場合、P–Q時間は正常であることが多い。
- P波に続くQRS波が1拍ごとに脱落している場合、2：1房室ブロックと呼ぶ。

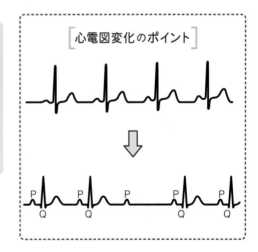

[心電図変化のポイント]

治療・対策

第2度房室ブロックでMobitzⅡ型や完全房室ブロック（p.118参照）となると、基本的にペースメーカの適応となります。そもそも、房室結節への血液は、主に右冠動脈から供給されているため、心筋虚血で右冠動脈に障害がある場合で（下壁梗塞）、この不整脈が引き起こされやすいです。カテーテル治療を行う場合も、右冠動脈に対してバルーンを使った治療を行うとき、あらかじめペーシングリードを挿入しておき、もし房室ブロックが発生した場合にはただちにペーシングが行えるように対策をとることがあります。

第3度房室ブロック [完全房室ブロック]（complete AV block）

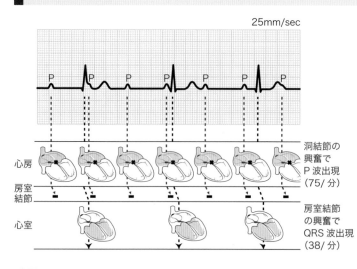

25mm/sec

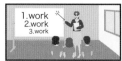
心房　洞結節の興奮でP波出現（75/分）

房室結節

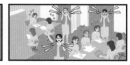
心室　房室結節の興奮でQRS波出現（38/分）

　高度な房室伝導障害により、心房刺激が心室にまったく伝導されない状態です。心室は房室接合部以下の刺激中枢の自動能により独自に興奮収縮する（補充収縮）ため徐脈を生じます。また、心房、心室の収縮周期が独立しているため、心房収縮による血液流入が阻害されると、心室への十分な血液充満ができないことがあります。その結果、心拍出量、血圧が低下することが多いです。

心房

1.work
2.work
3.work

心房側は、洞結節からのメッセージを受けて正常に仕事を行っている。

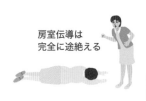
房室伝導は完全に途絶える

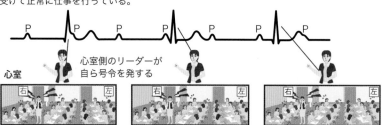
心室側のリーダーが自ら号令を発する
心室

心室側では、心室内のリーダーによって固有の調律のメッセージを発しているが、
1分間に生み出す数が少ないため、徐脈となる。

心電図の 特 徴

- P波とQRS波はそれぞれ独自の調律で出現する。
- P-P間隔は一定でP波は洞結節からの刺激で60〜100/分で出現する。
- QRS波は完全房室ブロック発生部位により形、出現頻度は変化する。R-R間隔は一定である。
  - ◇His束より上位の部位で起こる場合
    刺激中枢がHis束、房室接合部となりQRS波形は洞調律の形と類似する。心拍数は40〜60/分となる。
  - ◇His束分岐部以下で起こる場合
    刺激中枢が脚、心室筋となりQRS波は幅広く変形する。心拍数は30〜40/分となる。
- 心房細動を伴う完全房室ブロックではf波は現われるがQRS波は心室調律となるため規則的に出現する。

［心電図変化のポイント］

治療・対策

　急性心筋梗塞で、完全房室ブロックが起こると心停止の危険が高く、また徐脈性心不全、低心拍出量状態となりAdams-Stokes発作を起こします。このため、しばしばペースメーカの装着が必要となります。

20 ペースメーカの役割

　ペースメーカは、師長(洞結節)が号令を発しなかったり、師長の号令が心房のスタッフにうまく届かない洞不全症候群、あるいは房室結節のリーダーが正しく仕事ができず、心室にメッセージが届かなくなった房室ブロックなどが原因で徐脈に陥ったところに登場する助っ人です。

■ペースメーカ適応の基本
- 徐脈性の不整脈である(めやすとしては心拍数が45/分以下)
- 症状(めまい、失神)を伴っている
- 薬剤が効かない

■心房ペーシングを行うことが有効な条件
　心房でペーシングすることが有効であるためには、心房で行われたペーシングによって、心房と心室で順序正しく仕事が行われなければなりません。

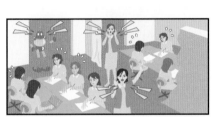

心房ペーシング

心房内に興奮が正しく伝わり、スタッフ全員が規則正しく仕事を行っている(心房細動や粗動などが発生しない)。

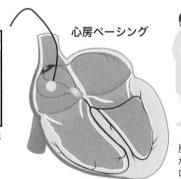

房室結節(メッセンジャーの病棟主任)が元気に仕事を行っている(房室ブロックがない)。

これらの条件を備えた、主に洞不全症候群(SSS)が対象となる。

■心室ペーシングを行うことが有効な条件

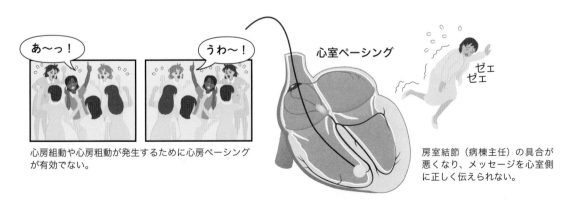

あ〜っ！　うわ〜！

心室ペーシング

ゼェゼェ

心房組動や心房粗動が発生するために心房ペーシングが有効でない。

房室結節(病棟主任)の具合が悪くなり、メッセージを心室側に正しく伝えられない。

これらの状況に陥った、徐脈性の心房細動、房室ブロックなどが主な対象となる。

ペースメーカの分類コードとその意味

ペースメーカの分類コードとは、基本的にA、V、Dなどの記号を用いてペースメーカの機能を分類・表現するものです。原則アルファベット3文字で表示され、最初はペーシングする場所、2番目はセンシングする場所、3番目はセンシングした結果、どのように対応するかを示しています。

最初 の記号

心臓のどの部屋でペーシングを行っているか、すなわちペーシングのためのリード線の先端が、心臓のどこの部屋に挿入されているかを示しています。

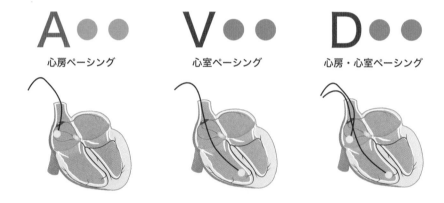

心房ペーシング　　　心室ペーシング　　　心房・心室ペーシング

 ペースメーカ記号の意味の覚え方

A
Atrium　心房　　　　Aは矢印の上向きの形に似ていることから「上の部屋＝心房」

V
Ventricle　心室　　　　Vは矢印の下向きの形に似ていることから「下の部屋＝心室」

D
Dual　心房と心室の両方　　　　Dは「D：どっちも両方」

 単極刺激と双極刺激

単極刺激：ペーシングのリード線の先端に電極が1つ付いているもので、先端をマイナス側として接続する。

双極刺激：ペーシングのリード線の先端と少し手前側に電極が付いているもので、先端をマイナス、手前をプラス側として接続する。

2番目の記号

どの部屋でセンシング（検知）を行っているか、すなわち自己の脈が発生したかどうかを判断する見張り役がどの部屋にいるかを示しています。この機能は基本的に自己の脈が発生した際に、自己を優先させるために行われます。

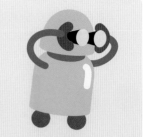

検知（センシング）機能
自己脈が発生しないかどうか見張る

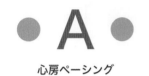

心房ペーシング

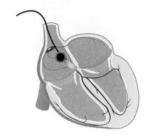

心房でセンシングするということは、心房側で 自己の脈（洞調律）が発生しないかどうかを判断する。

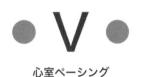

心室ペーシング

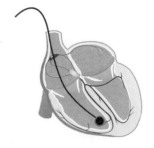

心室でセンシングするということは、心室内で自己の脈が発生しないかどうかを判断する。

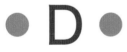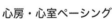

心房・心室ペーシング

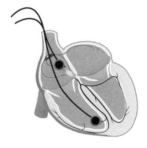

心房と心室、両方でセンシングするということは、心房と心室内で自己の脈が発生しないかどうかを判断する。

O（None）はセンシング機能を有さないという意味

実際には、ベーシングのリード線を使って、ペーシング信号を送る場合にはリード線の先端に電流を流し、それ以外のときにはリード線自身で心臓内の電位を検知してセンシング機能としています。

121

2番目の見張り役機能（センシング機能）で自己の調律（自己脈）を検知した際に、どのような反応を示すかという意味です。

Inhibit 抑制する

自己の興奮が発生した場合、ペーシングを抑制する。

自己の興奮が発生

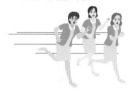

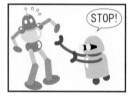

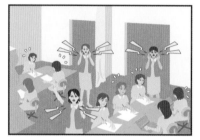

自己脈が出た場合には余計なお節介をしない。

Trigger 同期をとる

心房の仕事（自己あるいはペーシングによる）を検知した後、房室間の伝導時間に相当する一定の遅れを設けた後に心室ペーシングの指令を出すことをいう。
これによって、心房からの血液が正しく心室側に送られた後に心室が仕事を行うことになる。

心房側

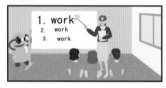

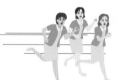

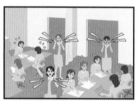

心室側

心房から心室への伝導時間の調整を行う（同期 Trigger）。

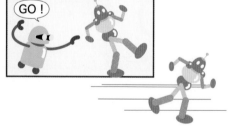

4番目の記号

ペースメーカには4番目の記号としてRという文字が付加されることがあります。

これは、心拍応答型（rate response）を示すもので、ペーシングによる心拍を必要に応じて変動させるタイプです。心拍数を変化（増加）させるために、①体動、②心電図：QT時間、③呼吸、④静脈血圧などの変化が用いられます。

さあ、ここで問題があって、
ペースメーカは外部から来た助っ人応援団の
ようなもので、
心室側のスタッフに設定されたレート数の
メッセージを発するんだけど、
あるタイミングではリーダーのS子さんが
たまたまメッセージを発したとしよう。

センシング　　ペーシング
心室（V）　　　心室（V）

ペーシングスパイク
（ペースメーカの掛け声）

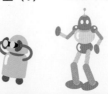

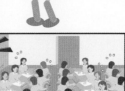

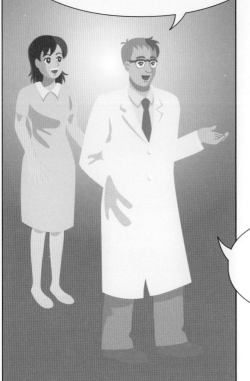

そのときに関しては
ペースメーカは余計なお節介を
しなくてよいことになるんだ。

もし、その余計なお節介が、
心電図波形のT波の山の頂点付近に重なると
R on T といって（このときは Spike on T という）、
心室細動（p.90）のような危険な不整脈につながる
ことがあるので、注意しなければならない。

抑制（I）

STOP!

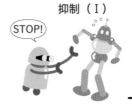
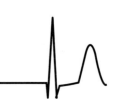

そのため、
心室側で自己の調律が生まれないかどうか、
見張っているんだ。
これがセンシングで、「検知する」という意味だよ。

自己の興奮

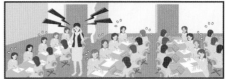

この見張り役の役割を
心臓のどの部屋に置いているのかを示すのが
ペースメーカの2番目に来る記号の意味で、
これを心室に置いているとすると、
ここもVとなる。

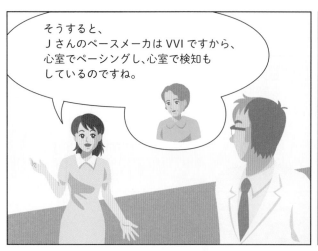

そうすると、
JさんのペースメーカはVVIですから、
心室でペーシングし、心室で検知も
しているのですね。

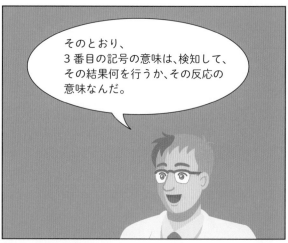

そのとおり、
3番目の記号の意味は、検知して、
その結果何を行うか、その反応の
意味なんだ。

この場合、さっき言ったように
ひょっとしてS子さんがメッセージを
発するかもしれないから見張っている。
そこで本当にメッセージを発したとすると、
そのときは余計なことをしない。

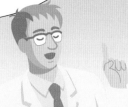

すなわちペーシングを抑制（inhibit）するこ
とからIという記号が3番目に来るんだ。
それで、VVIというタイプになる。

先生、なんとなくわかりました。

あともう1つ、DDDというタイプも
聞いたことがあるんですが…

ちょっと考えてごらん。
最初の記号がDということは？

えーと、最初はペーシングする部屋で、
Dは両方だから… 心房と心室を
ペーシングしているんですね。
で、次の記号もDだからセンシングも
心房と心室両方で行っている。そして、
最後のDは？？？ 何だっけ？

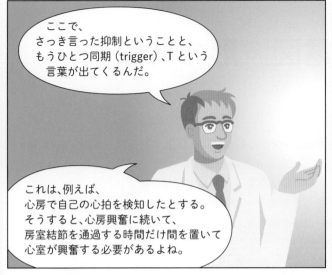

ここで、
さっき言った抑制ということと、
もうひとつ同期（trigger）、Tという
言葉が出てくるんだ。

これは、例えば、
心房で自己の心拍を検知したとする。
そうすると、心房興奮に続いて、
房室結節を通過する時間だけ間を置いて
心室が興奮する必要があるよね。

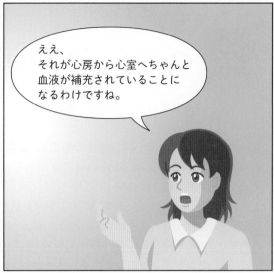

ええ、
それが心房から心室へちゃんと
血液が補充されていることに
なるわけですね。

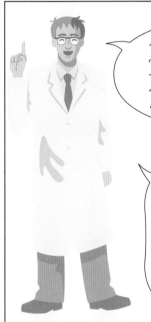

そうなんだ。だから、
心房側で調律を検知した場合、
一定の「間」を置いて心室に
ペーシングの号令を送る、
これを「同期」と言う。

それで、一方では余計な
お節介をしない抑制（I）と
一方で心房から心室への
血液補充を保証し、心室の
仕事を促す同期Tの両方を
行っている意味で最後の
文字もDとなって、DDD
というタイプになるんだ。

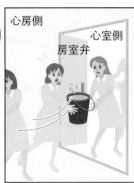

心房側　心室側
房室弁

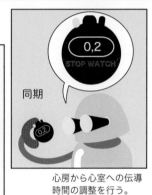

同期

心房から心室への伝導
時間の調整を行う。

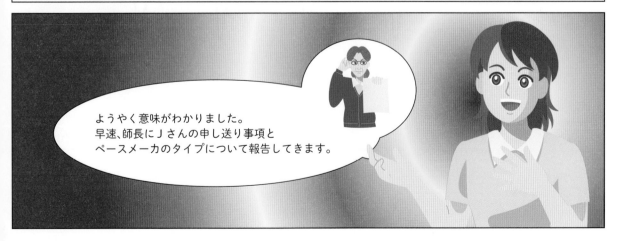

ようやく意味がわかりました。
早速、師長にJさんの申し送り事項と
ペースメーカのタイプについて報告してきます。

22 ペーシング心電図波形の特徴

　ペーシングによる心電図波形の特徴は、まず、ペーシングが行われていることによるペーシングスパイクという棘波が描かれ、その後にP波もしくはQRS波形が登場します。ペーシングスパイクの後に、P波が続く場合は心房ペーシングで、QRSが続く場合は心室ペーシングとなります。

　心室ペーシングでは、通常、右室にリード線が挿入されてペーシングが行われるために、右室が先に興奮し、左室が遅れるため、心電図の波形は左脚ブロック型を示します。また、心尖部で刺激が発せられると、その興奮は心尖部から流出路側（心室の上部）に向かうことから、通常のモニター誘導、第Ⅱ誘導では、興奮が遠ざかる方向に見えるために、幅が広い下向きの波、S波が描かれます（左軸偏位）。

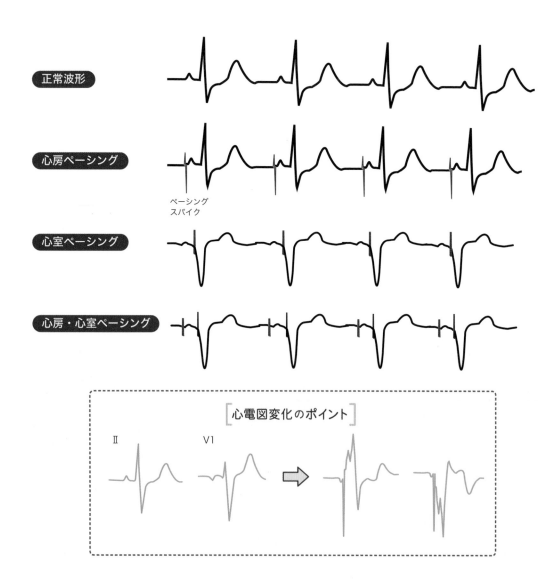

正常波形

心房ペーシング

ペーシング
スパイク

心室ペーシング

心房・心室ペーシング

［心電図変化のポイント］

Ⅱ　　　　　V1　　　⇒

VVIペーシング

心室側には助っ人のペースメーカが登場します。これには常に監視役（センシング）がついており、もし自らの興奮が生まれた場合には、ペースメーカからの刺激を抑制する役割があります（I：inhibit 抑制）。

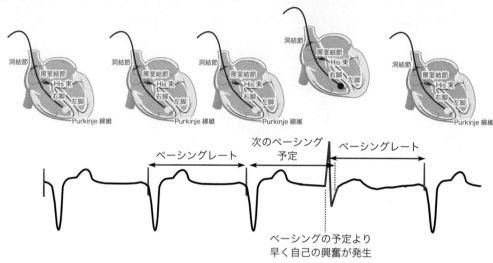

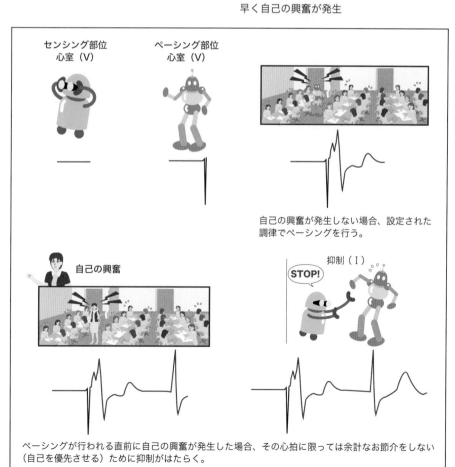

自己の興奮が発生しない場合、設定された調律でペーシングを行う。

ペーシングが行われる直前に自己の興奮が発生した場合、その心拍に限っては余計なお節介をしない（自己を優先させる）ために抑制がはたらく。

　心房と心室の間の同期（trigger）をとったペーシングを房室順次ペーシングといいます（A-V sequential pacing）。

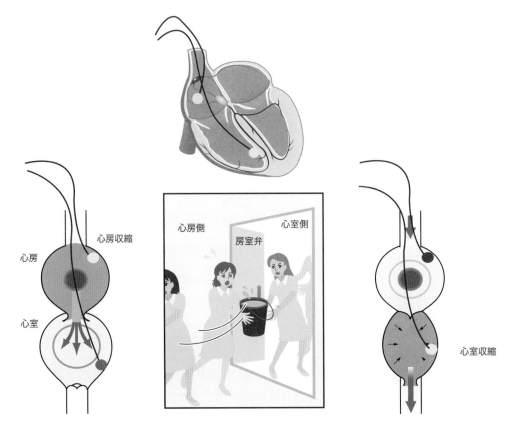

心房が収縮した後に、ワンテンポの間をとってから心室が収縮することで、正しく心房からの血液が心室に送られる。

　心房ペーシングと心室ペーシングの間合いの時間をA-V delayと呼びます。これは心電図波形のP-Q間隔に相当する時間で、通常0.2秒（20msec）程度に設定されます。

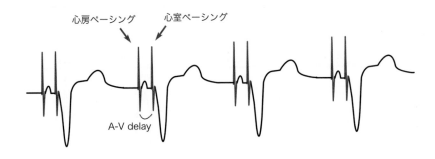

DDDペーシング

DDDとは

最初の記号は、どの部屋でペーシングを行っているか？

　これがD「どっちも両方」ということは、心房と心室でペーシングを行っています。

2番目の記号は、どの部屋に見張り役（検知機能）を置いているか？

　これもD「どっちも両方」ということは、心房と心室に見張り役を置いています。

ペーシング部位
心房と心室（D どっちも両方）

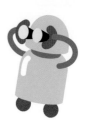

センシング部位
心房と心室（D どっちも両方）

3番目の記号は、見張り役が自己の興奮を検知した際にどのような反応（仕事）をするか？

　これもD「どっちも両方」ということは、自己の興奮が出た場合には余計なお節介をしない機能（抑制：inhibit）と、心房の仕事が行われた後、一定の間をとってから心室のペースメーカに指令を送る（同期：trigger）、2つの機能を有することを意味します。

どっちも両方ということは、2つの仕事がある

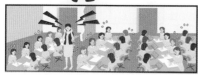

仕事①
心房および心室で自己の興奮が発生した場合、
基本的に抑制を行い、自己脈を優先させる。

抑制（Ｉ）

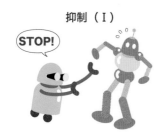

STOP!

仕事②
このとき、心房での自己脈あるいは心房でのペーシングの時期から一定の間合いの時間を計る。その遅れ時間（A-V delay）をとった後、心室にペーシング信号を送る（同期をとる）

心室側

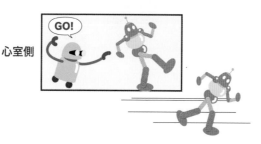

GO!

DDDペーシングによって発生する４つの心電図波形

その１　心房と心室両方がペーシングされる場合

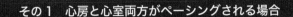

心室側で自己の興奮が
発生しないか確認する。

心房から心室へ
の伝導時間の調
整を行う（同期：
trigger）。

洞結節からの号令が出
るかどうか確認する。

号令が出ない場合、心房にペーシング刺激を送る。

自己の興奮が生まれない場合、
心室にペーシング刺激を送る。

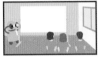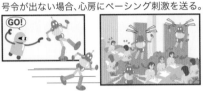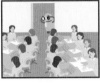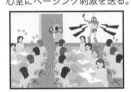

ペーシングによって
生まれたＰ波

ペーシングで
生まれたQRS

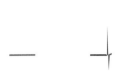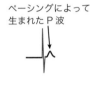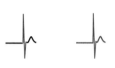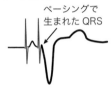

　心房も心室も本来の時刻に興奮を発生させなかったため、心房と心室両方がペーシングによっ
て調律されます。

その２　心室のみがペーシングされる場合

心室側で自己の興奮が
発生しないか確認する。

心房から心室へ
の伝導時間の調
整を行う（同期：
trigger）。

洞結節からの号令が発生した場合、心房へのペーシングを抑制する。

自己の興奮が生まれない
場合、心室にペーシング
刺激を送る。

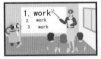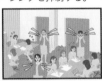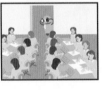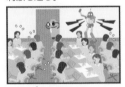

自己の興奮によって
生まれたＰ波

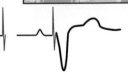

　心房側で自己脈が発生し、そのため心房では抑制がはたらきます。この場合、心房の自己脈の時
刻に同期して心室側にペーシング刺激を送ります。これによって、自己の心房興奮の後、一定の間
を取ってから心室の仕事が始まります。

その3　心房のみがペーシングされる場合

洞結節からの号令が出るかどうか確認する。

号令が出ない場合、心房にペーシング刺激を送る。

心房から心室への伝導時間の調整を行う（同期：trigger）。

心室側で自己の興奮が発生しないか確認する。

自己の興奮が発生した場合、心室へのペーシング刺激を抑制する。

ペーシングによって生まれたP波

自己の興奮によって生まれたQRS波

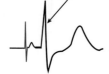

　心房では自己脈が発生しなかったため、心房ペーシングが行われます。しかし、心室側では自己脈が発生したために心室ペーシングは抑制されます。この場合、心房での興奮が房室結節を通過して本来の心室へのルートを伝って行った場合や、房室結節付近で自己の興奮が発生し心室へ伝わった場合、QRS波は正常な形を示すことになります。

その4　心房・心室どちらもペーシングされない場合

洞結節からの号令が発生した場合、心房へのペーシングを抑制する。

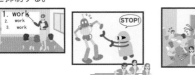

心房から心室への伝導時間の調整を行う（同期：trigger）。

心室側で自己の興奮が発生しないか確認する。

自己の興奮が発生した場合、心室へのペーシング刺激を抑制する。

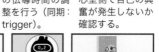

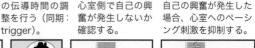

自己の興奮によって生まれたP波

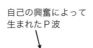

自己の興奮によって生まれたQRS波

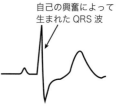

　心房・心室両方で自己脈が発生したために、両方で抑制がはたらき、ペーシング刺激が発生しなかったときは、原則として正常な心電図波形が登場します。

131

ペースメーカがうまく機能しないとき

■ペーシング不全：ペーシングフェラー（pacing failure）

ペーシングによる刺激パルスが発生しているにもかかわらず、それに続くはずのQRS波やP波が発生しません。

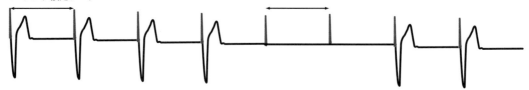

これは、本来発生するべき時刻にペーシングを行っているにもかかわらず、それに心臓が反応しないことです。
原因としては、
①ペーシングのリード線が心室（心房）に正しく接触していない
②ペーシング信号のレベルが小さい
③心筋の活動性が低下している
などが考えられます。

■センシング不全：センシングフェラー（sensing failure）

心房あるいは心室で自己の興奮が発生しているにもかかわらず、それを正しく検知していない状態です。

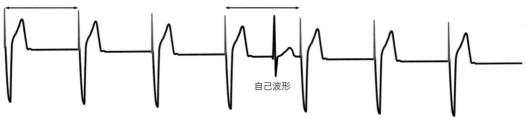

センシングがうまく行われない、ということは見張り役がしっかりしていないということです。この場合、見張り役が自己脈の発生を検知できないと、余引なお節介をしてしまい、本来ペーシングしてはいけないところにペーシングを行うことになります。これが、心電図波形のT波の頂点付近で余計なペーシングを行うと、spike on Tという現象が発生し、危険な不整脈である心室頻拍を誘発することがあります。

■オーバーセンシング（oversensing）

オーバーセンシングとは、検知機能が過剰となり、本来の自己脈以外の信号（ノイズ）を検知し、それによって余分な抑制がはたらいてしまう状態です。

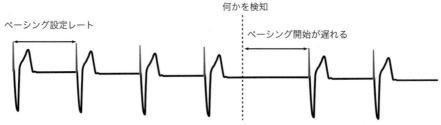

センシングが過剰ということは、見張り役が過剰に抑制をかけてしまうことで、その結果、本来登場すべきところでペーシングが行われないことになり、徐脈となります。

センシング感度の調節

　センシングがうまく行われなくなった場合、センシングのレベルを調節することになります。このとき、「感度を下げる」と「感度を上げる」という意味が、ペースメーカの用語としては、少し違った使い方がされています。つまり、センシングレベルが低くセンシング不全を起こしている場合、感度を上げると考えますが、ペースメーカの用語としては、この場合は感度を下げることになります。

　これは、感度（閾値ともいう）は自己脈を検知するためのレベルを設定することで、感度（閾値）を高めると、大きな信号しか検知できないこととなり、言葉の意味としては感度が下がったこととなります。一方、逆に感度を下げると、大きな信号も小さな信号も検知できることとなり、言葉としては、感度は高まったこととなります。このような言葉の使い方から、しばしば、意味が理解しにくいこととなります。

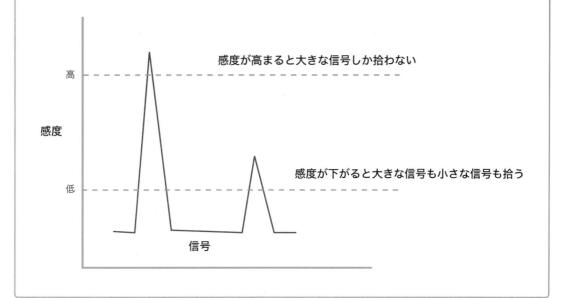

| センシング不全（アンダーセンシング）の場合 | ➡ | 感度（閾値）の数値を下げる |
| オーバーセンシングの場合 | ➡ | 感度（閾値）の数値を上げる |

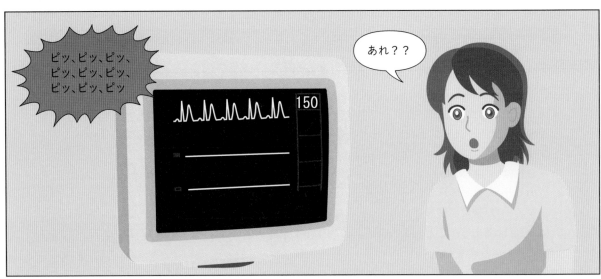

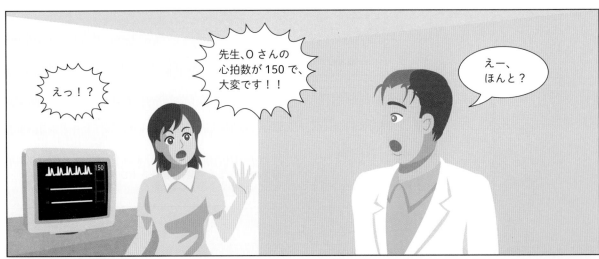

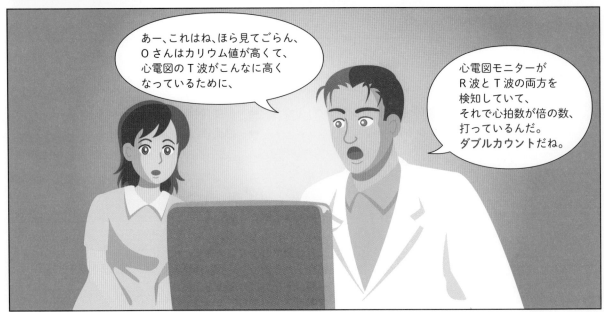

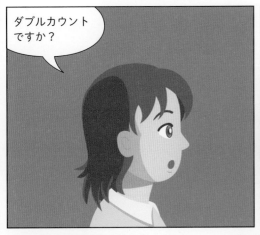

ダブルカウント
ですか？

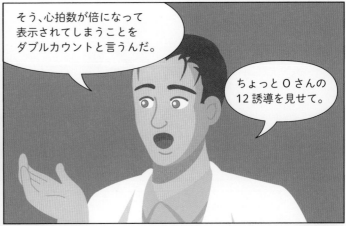

そう、心拍数が倍になって
表示されてしまうことを
ダブルカウントと言うんだ。

ちょっとOさんの
12誘導を見せて。

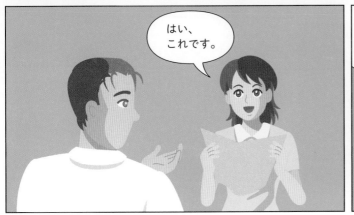

はい、
これです。

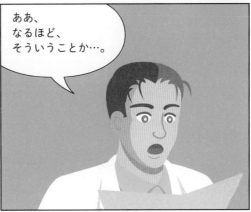

ああ、
なるほど、
そういうことか…。

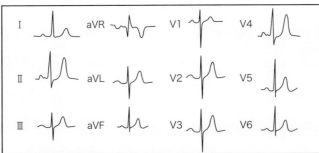

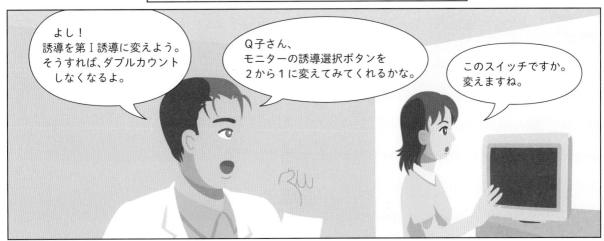

よし！
誘導を第I誘導に変えよう。
そうすれば、ダブルカウント
しなくなるよ。

Q子さん、
モニターの誘導選択ボタンを
2から1に変えてみてくれるかな。

このスイッチですか。
変えますね。

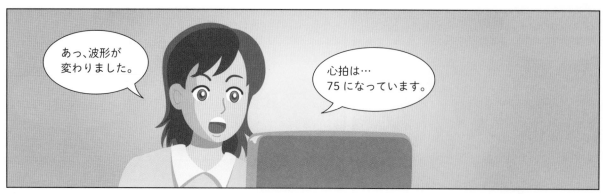

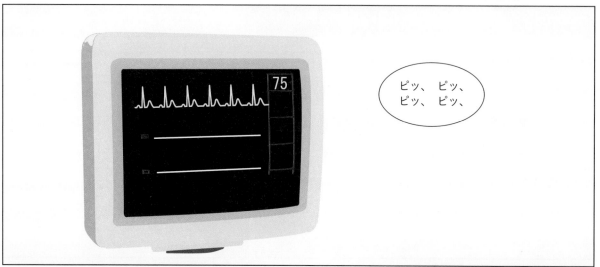

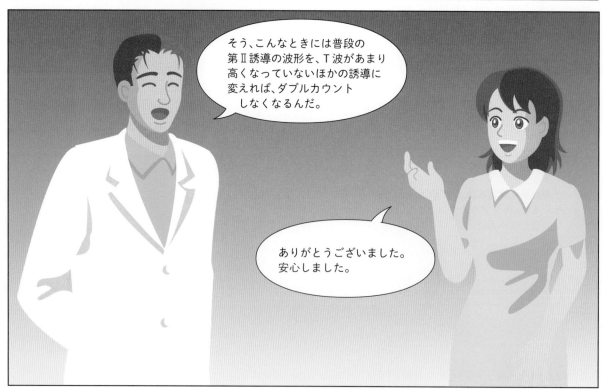

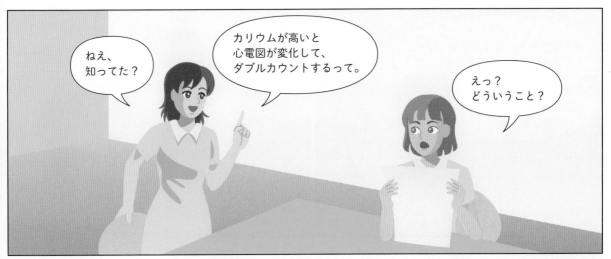

ねえ、知ってた？

カリウムが高いと心電図が変化して、ダブルカウントするって。

えっ？どういうこと？

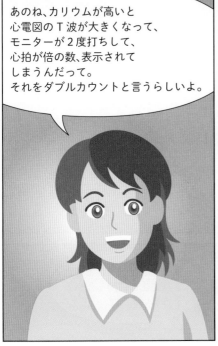

あのね、カリウムが高いと心電図のT波が大きくなって、モニターが2度打ちして、心拍が倍の数、表示されてしまうんだって。それをダブルカウントと言うらしいよ。

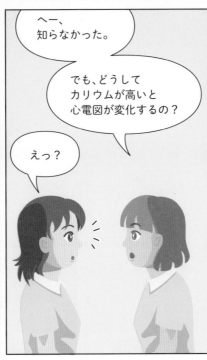

へー、知らなかった。

でも、どうしてカリウムが高いと心電図が変化するの？

えっ？

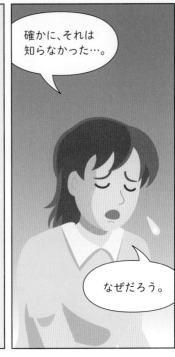

確かに、それは知らなかった…。

なぜだろう。

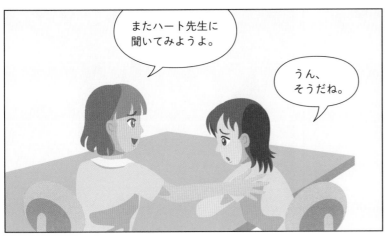

またハート先生に聞いてみようよ。

うん、そうだね。

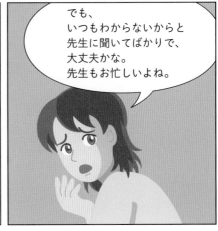

でも、いつもわからないからと先生に聞いてばかりで、大丈夫かな。先生もお忙しいよね。

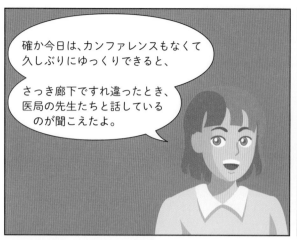

確か今日は、カンファレンスもなくて
久しぶりにゆっくりできると、

さっき廊下ですれ違ったとき、
医局の先生たちと話している
のが聞こえたよ。

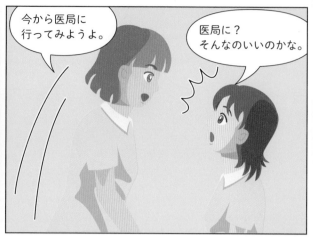

今から医局に
行ってみようよ。

医局に？
そんなのいいのかな。

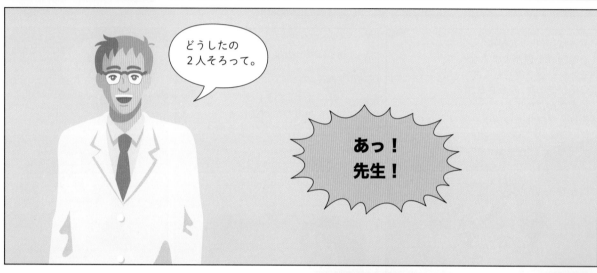

どうしたの
2人そろって。

あっ！
先生！

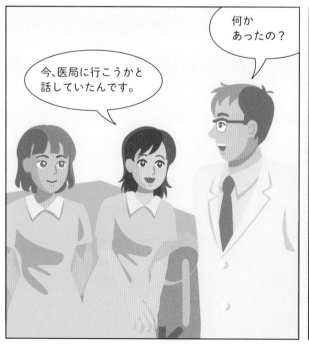

何か
あったの？

今、医局に行こうかと
話していたんです。

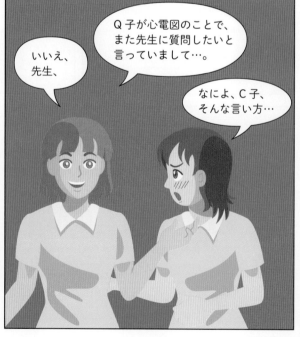

Q子が心電図のことで、
また先生に質問したいと
言っていまして…。

いいえ、
先生、

なによ、C子、
そんな言い方…。

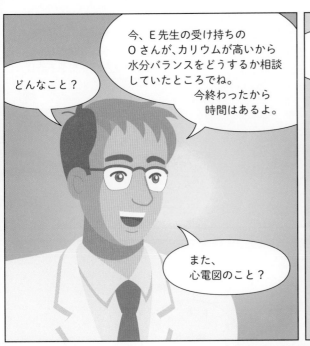

どんなこと？

今、E先生の受け持ちの
Oさんが、カリウムが高いから
水分バランスをどうするか相談
していたところでね。
今終わったから
時間はあるよ。

また、
心電図のこと？

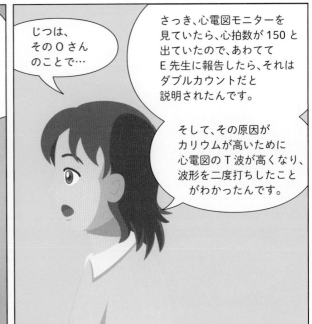

じつは、
そのOさん
のことで…

さっき、心電図モニターを
見ていたら、心拍数が150と
出ていたので、あわてて
E先生に報告したら、それは
ダブルカウントだと
説明されたんです。

そして、その原因が
カリウムが高いために
心電図のT波が高くなり、
波形を二度打ちしたこと
がわかったんです。

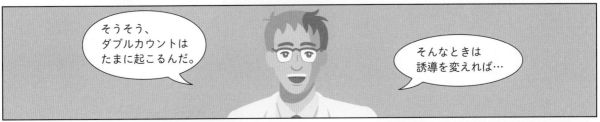

そうそう、
ダブルカウントは
たまに起こるんだ。

そんなときは
誘導を変えれば…

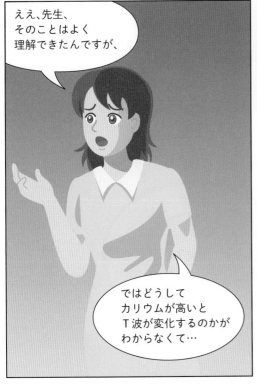

ええ、先生、
そのことはよく
理解できたんですが、

ではどうして
カリウムが高いと
T波が変化するのかが
わからなくて…

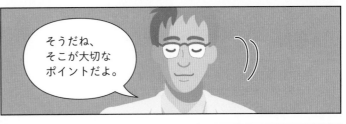

そうだね、
そこが大切な
ポイントだよ。

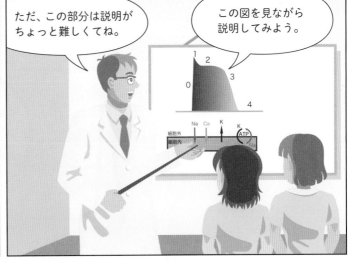

ただ、この部分は説明が
ちょっと難しくてね。

この図を見ながら
説明してみよう。

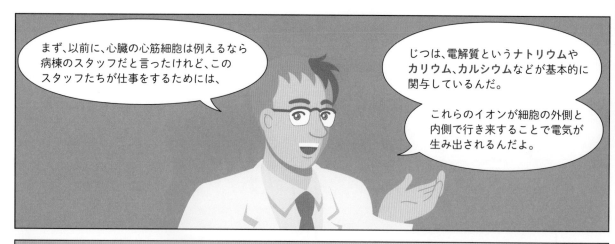

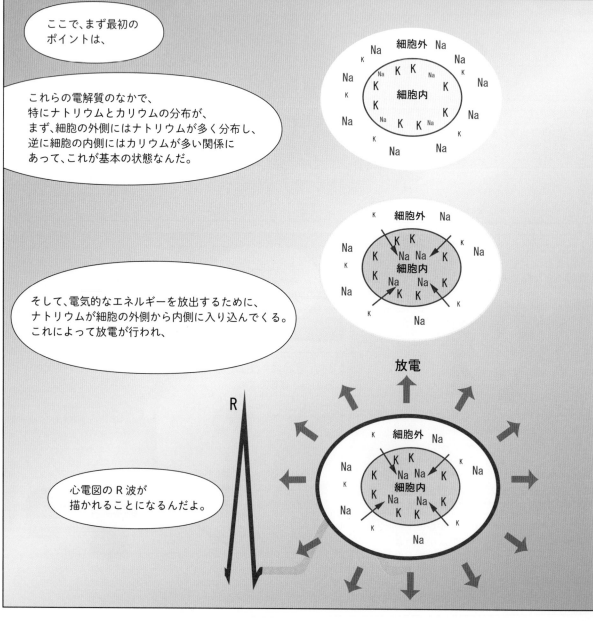

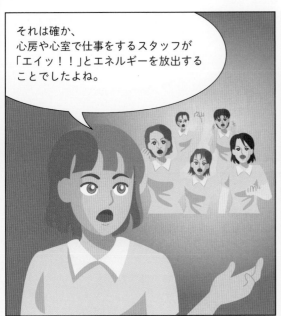

それは確か、
心房や心室で仕事をするスタッフが
「エイッ！！」とエネルギーを放出する
ことでしたよね。

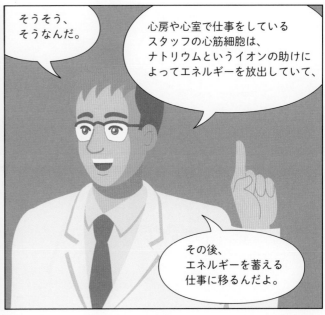

そうそう、
そうなんだ。

心房や心室で仕事をしている
スタッフの心筋細胞は、
ナトリウムというイオンの助けに
よってエネルギーを放出していて、

その後、
エネルギーを蓄える
仕事に移るんだよ。

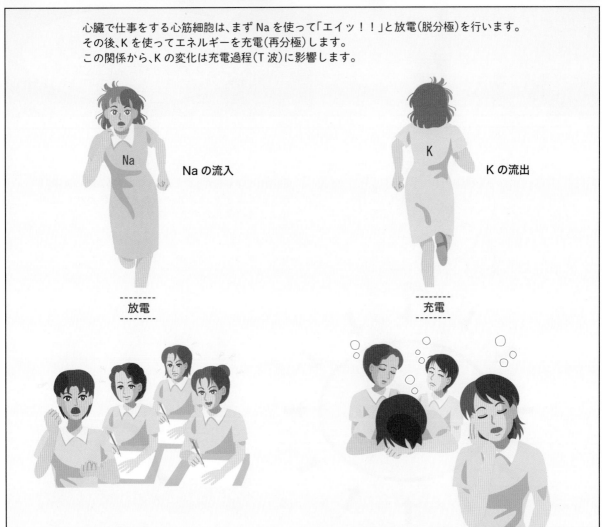

心臓で仕事をする心筋細胞は、まず Na を使って「エイッ！！」と放電（脱分極）を行います。
その後、K を使ってエネルギーを充電（再分極）します。
この関係から、K の変化は充電過程（T 波）に影響します。

Na の流入

K の流出

放電

充電

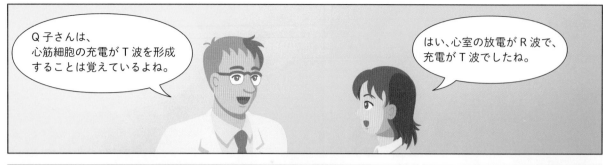

Q子さんは、
心筋細胞の充電がT波を形成
することは覚えているよね。

はい、心室の放電がR波で、
充電がT波でしたね。

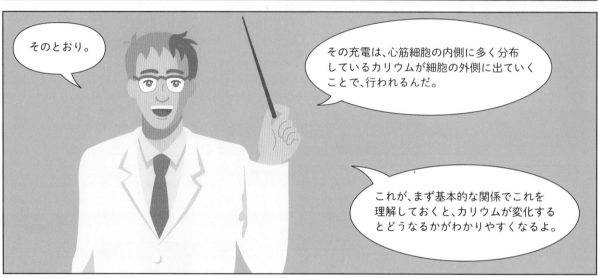

そのとおり。

その充電は、心筋細胞の内側に多く分布
しているカリウムが細胞の外側に出ていく
ことで、行われるんだ。

これが、まず基本的な関係でこれを
理解しておくと、カリウムが変化する
とどうなるかがわかりやすくなるよ。

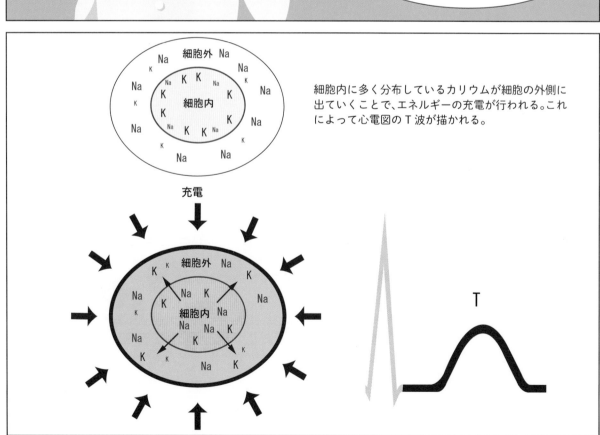

細胞内に多く分布しているカリウムが細胞の外側に
出ていくことで、エネルギーの充電が行われる。これ
によって心電図のT波が描かれる。

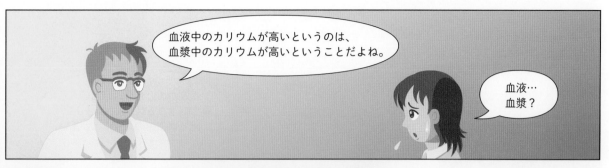

血液中のカリウムが高いというのは、
血漿中のカリウムが高いということだよね。

血液…
血漿？

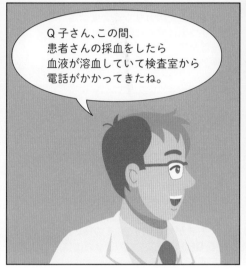

Q子さん、この間、
患者さんの採血をしたら
血液が溶血していて検査室から
電話がかかってきたね。

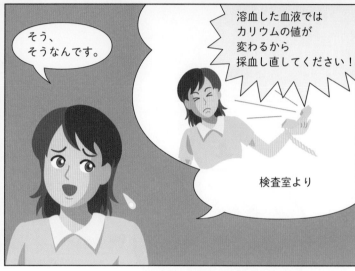

そう、
そうなんです。

溶血した血液では
カリウムの値が
変わるから
採血し直してください！

検査室より

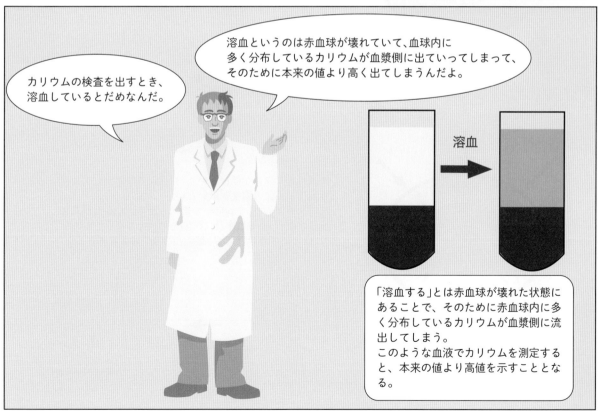

カリウムの検査を出すとき、
溶血しているとだめなんだ。

溶血というのは赤血球が壊れていて、血球内に
多く分布しているカリウムが血漿側に出ていってしまって、
そのために本来の値より高く出てしまうんだよ。

溶血

「溶血する」とは赤血球が壊れた状態に
あることで、そのために赤血球内に多
く分布しているカリウムが血漿側に流
出してしまう。
このような血液でカリウムを測定する
と、本来の値より高値を示すこととな
る。

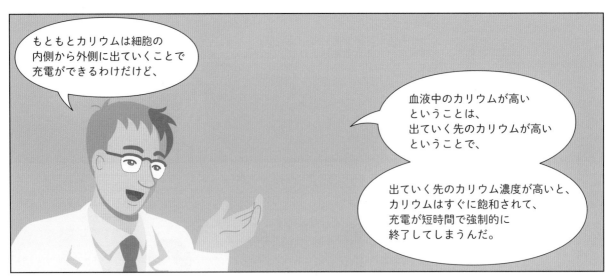

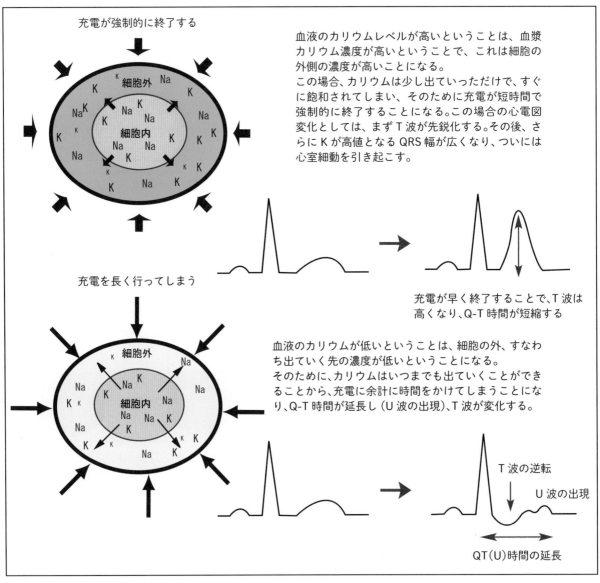

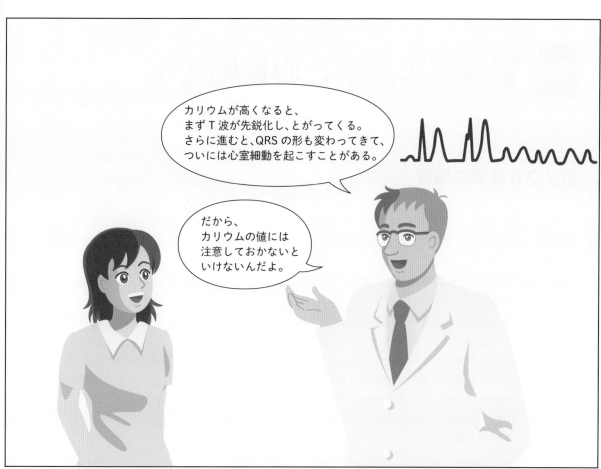

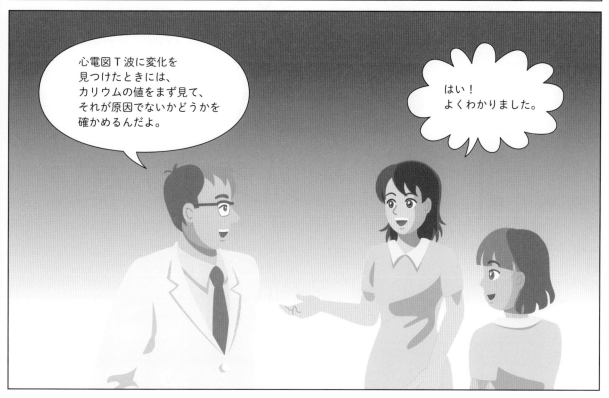

24 電解質の異常と心電図変化

カリウム異常の場合

　カリウムは心筋の活動電位を形成するうえで重要な役割を担っています。血液中のカリウム濃度が上昇すると、心筋の活動電位の立ち上がりが遅くなり、また持続時間が短くなります。それによって心電図のT波が先鋭化します（6.5mEq以上）。さらにカリウム濃度が上昇すると興奮伝導時間が短縮し、特に心房内での興奮伝播に障害が生じます。これによって心房の興奮が消失し、P波が認められなくなります（8 mEq以上）。

　一方、カリウムが低下すると活動電位の持続時間が延長し、これによってQ–T(U)時間が延長するとともに、U波が出現します。またT波が平坦化し、STの低下も起こります。

　特に、ジギタリスを使用している場合に低カリウム血症が起こると、ジギタリス中毒を起こしやすくなり、それによって不整脈が発生する原因となります。また、低カリウム血症によって迷走神経の緊張が起こり、房室ブロックを引き起こす場合もあります。

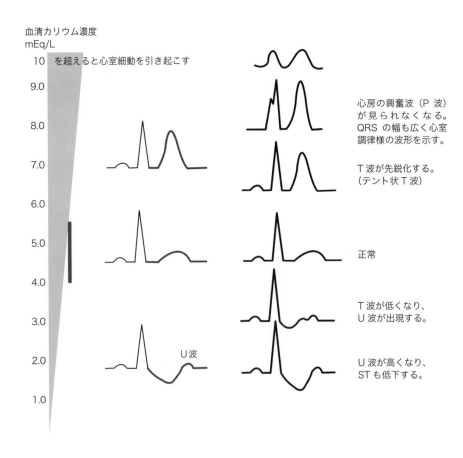

血清カリウム濃度
mEq/L

10 を超えると心室細動を引き起こす

心房の興奮波（P 波）が見られなくなる。QRS の幅も広く心室調律様の波形を示す。

T 波が先鋭化する。（テント状 T 波）

正常

T 波が低くなり、U 波が出現する。

U 波

U 波が高くなり、ST も低下する。

146

カルシウム異常の場合

　血中のカルシウム濃度が変化すると、それはQ-T時間を変化させます。カルシウム濃度が11mg/dL
を超えるとST部分が短縮し、そのためにQ-T時間が短くなります。逆に、カルシウム濃度が 8 mg/dL以
下となるとST部分の延長と、それに伴ってQ-T時間が延長します。またT波も平坦化していきます。
　血中カルシウムの変化が起こると、同時に血中マグネシウムの変化も生じることが多く、マグネシウ
ムのレベルもよく観察しておく必要があります。特に、低マグネシウム血症ではトルサード・ド・ポ
アンツという危険な心室頻拍が起こりやすいとされ、注意が必要です。

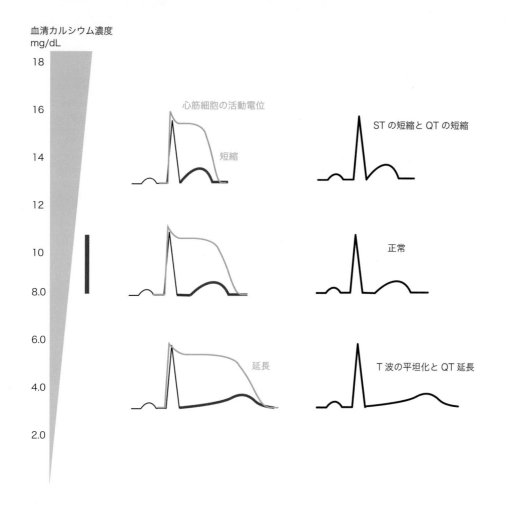

💜 U波とは

　U波の成因として考えられていることは、心外膜から中間層にかけて存在するM細胞とい
う特殊な電気生理的活性を有する細胞群から生じる後脱分極波（心筋細胞が電気的エネル
ギーを放出した後に起こる波）であるとする考え方が有力視されています。

抗不整脈薬の分類と作用機序

　抗不整脈薬の分類方法として、よく用いられているのが「Vaughan Williams分類」です。作用機序によって、Ⅰ群からⅣ群に区分されています。

分類	作用機序			作用部位	TdP誘発[*1]	心機能抑制[*2]	一般名（商品名）
Ⅰ	Naチャネル遮断薬	Ⅰa	有効不応期延長、QRS幅延長	心室筋、心房筋	＋	－	キニジン ジソピラミド（リスモダン） プロカインアミド（アミサリン） ジベンゾリン（シベノール） ピルメノール（ピメノール）
		Ⅰb	有効不応期短縮、QRS幅不変	心室筋	－	－	リドカイン（キシロカイン） メキシレチン（メキシチール） ジフェニルヒダントイン（アレビアチン）
		Ⅰc	有効不応期不変、QRS幅延長	心室筋、心房筋	－	＋＋	フレカイニド（タンボコール） ピルジカイニド（サンリズム）
Ⅱ	β遮断薬			洞結節、房室結節	－	＋＋	プロプラノロール（インデラル） アテノロール（テノーミン）
Ⅲ	Kチャネル遮断薬（有効不応期延長）			心室筋、心房筋	＋	＋－	アミオダロン（アンカロン） ベプリジル（ベプリコール） ソタロール（ソタコール） ニフェカラント（シンビット）
Ⅳ	Ca拮抗薬			洞結節、房室結節	＋	＋＋	ベラパミル（ワソラン） ジルチアゼム（ヘルベッサー）
その他	マグネシウム			心室筋	TdP抑制	－	硫酸マグネシウム（マグネゾール）
	ジギタリス			洞結節、房室結節	－	心機能亢進	ジゴキシン（ジゴシン）
	アデノシン三リン酸（ATP）			洞結節、房室結節	－	－	アデノシン三リン酸ニナトリウム（アデホス）

＊1　TdP誘発：トルサード・ド・ポアンツ（多形性心室頻拍）を誘発する危険度を＋と－の記号で表している。

＊2　心機能抑制：心臓のポンプとしての能力を下げる副作用があるかどうかを示している。

Ⅰ群　ナトリウム(Na)チャネル遮断薬(Naチャネルブロッカー)

Naチャネルブロッカーは、細胞外から細胞内へのNaの流入を抑制するものです。Naの助けを借りて仕事をしている心房や心室の心筋細胞に対して効果を発揮します。

Ⅱ群　β遮断薬(βブロッカー)

交感神経には受容体を呼ばれる一種のボタンスイッチがあり、それを押すと（刺激すると）交感神経の緊張が起こり、脈が速くなります。βブロッカーは、この受容体の信号伝達を抑えることで交換神経の緊張をおさえるはたらきがあり、脈を速くしないように調節できます。

Ⅲ群　カリウム(K)チャネル遮断薬(Kチャネルブロッカー)

Kチャネルブロッカーを使用すると、細胞外へのKの流出が抑制され、心筋の不応期が延長されます。するとリエントリーの原因となる頻繁な指令の回転が行われなくなり、頻拍を抑制できます。

Ⅳ群　カルシウム(Ca)拮抗薬

Ca拮抗薬は、細胞内へのCa流入を抑制します。それにより、もともとNaの助けは借りずにCaだけで仕事を行っていた洞結節や房室結節のリーダーたちに作用し、頻拍を抑制できます。

抗不整脈薬の作用機序を理解するには、心臓の電気的な活動のしくみをあらためて理解する必要があります。ここでのポイントは、まず心房や心室で仕事を行っている心筋細胞（スタッフナース）は、もともとナトリウムイオン（Na⁺）が細胞内に流入することでエネルギーの放出（脱分極）が始まります。それに対して、洞結節や房室結節のような自ら刺激を生み出す能力のある細胞（ペースメーカ細胞）は、ナトリウムの流入なしでカルシウムイオン（Ca²⁺）の流入によって活動できています。

心臓の電気的な興奮伝播

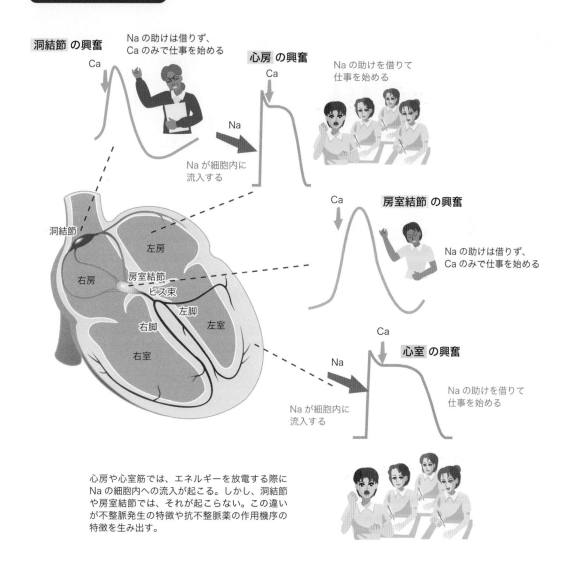

心房や心室筋では、エネルギーを放電する際にNaの細胞内への流入が起こる。しかし、洞結節や房室結節では、それが起こらない。この違いが不整脈発生の特徴や抗不整脈薬の作用機序の特徴を生み出す。

レベル5 きわめて危険な不整脈 ただちに医師を呼ぶとともにただちに救命処置を行う必要がある

■心停止 cardiac arrest →p.93

■心室細動 ventricular fibrillation VF →p.90

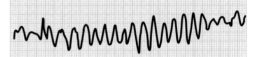

レベル4 危険な不整脈 ただちに医師を呼ぶとともにただちに適切な処置を行う必要がある

■心室頻拍 ventricular tachycardia VT →p.87

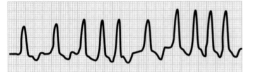

■完全房室ブロック
complete A-V block →p.118

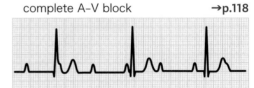

血圧や意識レベルの低下、失神などの症状がある

■MobitzⅡ型 第2度房室ブロック →p.116

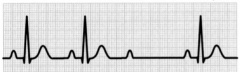

血圧や意識レベルの低下、失神などの症状がある

レベル3 危険な徴候を示す不整脈 ただちに医師に連絡するとともに適切な指示を仰ぐ必要がある

■基礎疾患に心筋梗塞がある場合の
心室性期外収縮で
Lown分類のgrade3以上のもの →p.59

premature ventricular contraction PVC
ventricular premature contraction VPC

Lownによる心室性期外収縮の分類

grade 0	:	心室期外収縮なし
1	:	散発性（<1個/分または30個/時間）
2	:	頻発性（>1個/分または30個/時間）
3	:	多形性（期外収縮波形の種類が複数あるもの）
4a	:	2連発　　　　3連発
4b	:	3連発以上
5	:	短い連結期(R on T現象)

危険性大

多形性

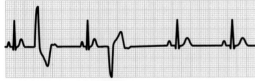

元の形と違うタイプが複数種類ある

3連発以上(心室頻拍：VT)

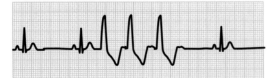

3連発以上、持続する

2連発

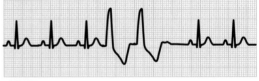

連発する

短い連結期(R on T現象)

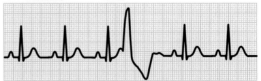

期外収縮が、1つ前の心電図のT波の頂点付近に登場する

■発作性上室性頻拍 paroxysmal supra
ventricular tachycardia PSVT　　**→p.82**

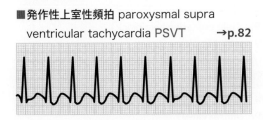

■心房粗動
atrial flutter AFL　　**→p.103**

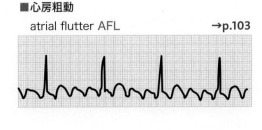

■発作性心房細動
paroximal atrial fibrillation PAF　　**→p.102**

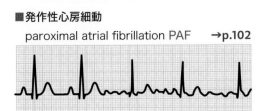

■洞不全症候群
sick sinus syndrome SSS　　**→p.50**

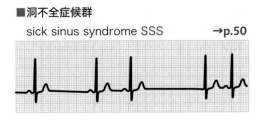

レベル1　経過を観察する必要がある不整脈　医師に報告する必要がある

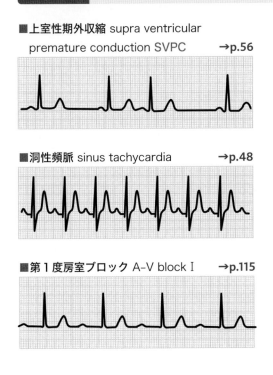

■上室性期外収縮 supra ventricular
premature conduction SVPC　　**→p.56**

■洞性頻脈 sinus tachycardia　　**→p.48**

■第1度房室ブロック A-V block Ⅰ　　**→p.115**

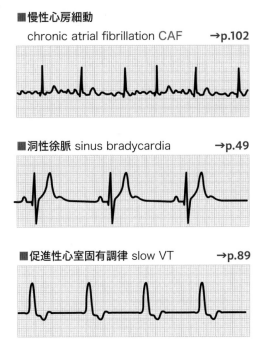

■慢性心房細動
chronic atrial fibrillation CAF　　**→p.102**

■洞性徐脈 sinus bradycardia　　**→p.49**

■促進性心室固有調律 slow VT　　**→p.89**

※ただし、これらの分類は絶対的なものでなく、基礎疾患や抗不整脈薬使用の有無などで変化するものです。また、施設や担当医の考え
　方によっても多少異なる場合があるため、個々の施設において、その考え方を整理しておく必要があります。

A

AF（atrial fibrillation）心房細動

AFL（atrial flutter）心房粗動

AMI（acute myocardial infarction）急性心筋梗塞

Ao（aorta）大動脈

AP（angina pectoris）狭心症

APC（atrial premature contraction）心房性期外収縮

AT（atrial tachycardia）心房頻拍

AV（atrioventricular）房室

AVB（atrioventricular block）房室ブロック

AVN（atrioventricular node）房室結節

AVNRT（atrioventricular nodal reentrant tachycardia）
　　　　房室接合部回帰性頻拍

AVRT（atrial ventricular reentry tachycardia）
　　　　房室リエントリー性頻拍

B **C**

BP（blood pressure）血圧

bpm（beats per minute）拍/分

CAVB（complete atrioventricular block）
　　　　完全房室ブロック

CO（cardiac output）心拍出量

CRBBB（complete right bundle branch block）
　　　　完全右脚ブロック

Cx（circumflex artery）回旋枝

D **E**

DCM（dilated cardiomyopathy）拡張型心筋症

DF（defibrillation）除細動

ECG（electrocardiogram）心電図

EPS（electro physiological study）電気生理学的検査

H

HF（heart failure）心不全

HR（heart rate）心拍数

HT（hypertension）高血圧

I

ICD（implantable cardioverter-defibrillator）
　　　　植込み型除細動器

IHD（ischemic heart disease）虚血性心疾患

IVC（inferior vena cava）下大静脈

IVS（interventricular septum）心室中隔

L

LA（left atrium）左心房

LAD（left anterior descending coronary artery）
　　　　左前下行枝

LAH（left anterior hemiblock）左脚前枝ブロック

LBBB（left bundle branch block）左脚ブロック

LCx（left circumflex）左回旋枝

LPH（left posterior hemiblock）左脚後枝ブロック

LV（left ventricule）左心室

LVH（left ventricular hypertrophy）左室肥大

M **N**

MI（myocardial infarction）心筋梗塞

MV（mitral valve）僧帽弁

NSVT（nonsustained ventricular tachycardia）
　　　　非持続型心室頻拍

P

PAC（premature atrial contraction）心房性期外収縮

PAF（fibrillation atrial paroxysmal）発作性心房細動

PAT（tachycardia atrial paroxysmal）発作性心房頻拍

PEA（activity electrical pulseless）無脈性電気活動

PM（pacemaker）ペースメーカ

PR（pulse rate）脈拍数

PSVT（paroxysmal supraventricular tachycardia）
　　　　発作性上室性頻拍

PVC（premature ventricular contraction）
　　　　心室性期外収縮

PWT（posterior wall thickness）後壁厚

PWV（pulse wave velocity）脈波速度

R

RA（right atrium）右心房

RAD（right axis deviation）右軸偏位

RBBB（right bundle-branch block）右脚ブロック

RCA（right coronary artery）右冠動脈

RV（right ventricule）右心室

S

SR（sinus rhythm）洞調律

SSS（sick sinus syndrome）洞不全症候群

SVC（superior vena cava）上大静脈

SVPC（supraventricular premature contraction）
　　　　上室性期外収縮

SVT（supraventricular tachycardia）上室性頻拍

SVT（sustained ventricular tachycardia）
　　　　持続性心室頻拍

T **V**

Tdp（torsade de pointes）トルサード・ド・ポアンツ

VF（ventricular fibrillation）心室細動

VPC（ventricular premature contraction）
　　　　心室性期外収縮

VSD（ventricular septal defect）心室中隔欠損症

VT（ventricular tachycardia）心室頻拍

あ

アブレーション … ablation

う

右脚 … right bundle branch
右脚ブロック … right bundle branch block
右室 … right ventricle

か

拡張、拡張期 … diastole
拡張 … dilation

き

期外収縮 … extrasystole
急性心筋梗塞 … acute myocardial infarction
胸骨角 … sternal angle
胸骨柄 … episternum
胸痛 … chest pain
胸部誘導 … chest lead

け

血圧 … blood pressure

こ

興奮 … excitation

さ

細動 … fibrillation
再分極 … repolarization
左脚 … left bundle branch
左脚ブロック … left bundle branch block
左室 … left ventricle

し

四肢誘導 … limb lead
ジャンクショナル・リズム … junctional rhythm
充電 … recharge
収縮 … contraction
収縮、収縮期 … systole
上室 … supraventricle
除細動 … defibrillation
ショートラン … short run
徐脈 … bradycardia
徐脈頻脈症候群
　… bradycardia-tachycardia syndrome
心筋梗塞 … myocardial infarction
心室 … ventricle
心室細動 … ventricular fibrillation
心室性期外収縮 … premature ventricular contraction
心室頻拍 … ventricular tachycardia
心周期 … cardiac cycle
心停止 … cardiac arrest

心拍出量 … cardiac output
心拍数 … heart rate
心房 … atrium
心房細動 … atrial fibrillation
心房粗動 … atrial flutter
心房頻拍 … atrial tachycardia

そ

粗動 … flutter

た

脱分極 … depolarization

て

デルタ波 … delta wave

と

同期 … trigger
洞性徐脈 … sinus bradycardia
洞性頻脈 … sinus tachycardia
洞調律 … sinus rhythm
洞停止 … sinus arrest
洞不全症候群 … sick sinus syndrome
洞房ブロック … S-A block, sinoatrial block
トルサード・ド・ポアンツ … torsade de pointes

ひ

頻拍 … tachycardia
頻拍性不整脈 … tachyarrhythmia

ふ

不整脈 … arrhythmia

へ

ペーシング … pacing
ペースメーカ … pacemaker

ほ

房室ブロック … AV block
発作性上室性頻拍
　… paroxysmal supraventricular tachycardia

み

脈圧 … pulse pressure

も

モニター誘導 … monitor lead

よ

抑制 … inhibition

り

リエントリー … reentry

索引

和文

あ

アース ……………………………………………………… 18, 40
アーチファクト ……………………………………………… 89, 94
アデノシン三リン酸 …………………………………………… 148
アブレーション ……………………………………………… 104

い

イオン ………………………………………………………… 140
閾値 …………………………………………………………… 133
異常Q波 ……………………………………………………… 32
異所性興奮 ………………………………… 56, 81, 82, 87, 90
逸脱収縮 ……………………………………………………… 51

う

右脚 …………………………………………………………… 11, 66
右脚ブロック（RBBB） ……………………… 58, 62, 66, 107
右軸偏位 ……………………………………………………… 25
右室肥大 ……………………………………………………… 36
右心室 ………………………………………………………… 9
右心房 ………………………………………………………… 9

お

オーバーセンシング …………………………………………… 132

か

回帰性回路 …………………………………………………… 109
回旋枝 ………………………………………………………… 33, 69
拡張型心筋症 ………………………………………………… 67
拡張期 ………………………………………………………… 45
拡張時間 ……………………………………………………… 43
カテーテルアブレーション …………………… 82, 87, 109
カテーテル焼灼法 …………………………………………… 106
カテーテル治療 ……………………………………………… 108
下壁 …………………………………………………………… 33, 34
カリウム ……………………………………………………… 140
カリウム異常 ………………………………………………… 146
カリウム値 …………………………………………………… 134
カルシウム …………………………………………………… 140
カルシウム異常 ……………………………………………… 147
完全右脚ブロック …………………………………………… 66
完全房室ブロック ……………………… 113, 118, 150
冠動脈 ………………………………………………………… 33, 69
感度 …………………………………………………………… 133

き

期外収縮 ……………………………………………………… 54, 78
偽性心室頻拍 ………………………………………………… 89
基線の動揺 …………………………………………………… 102
起電力 ………………………………………………………… 36

（右列）

逆転P波 ……………………………………………………… 74
逆伝導性P波 ………………………………………………… 74
脚伝導路障害 ………………………………………………… 69
脚ブロック …………………………………………… 58, 62, 112
急性心筋梗塞 ………………………………………………… 32, 118
救命処置 ……………………………………………………… 92, 150
胸骨 …………………………………………………………… 27
胸骨圧迫法 …………………………………………………… 92
胸骨角 ………………………………………………………… 27
胸骨柄 ………………………………………………………… 27
狭心症 ………………………………………………………… 32
胸部誘導 ……………………………… 20, 21, 27, 31, 41
棘波 …………………………………………………………… 95, 112
虚血性心疾患 ………………………………………………… 83, 84
記録紙 ………………………………………………………… 52
筋電図 ………………………………………………………… 38, 95

け

頸動脈拍動 …………………………………………………… 93
血圧 …………………………………………………… 45, 57, 73
血圧変化 ……………………………………………… 75, 88, 100
結滞 …………………………………………………………… 57
検知機能 ……………………………………………… 121, 129
ケント束 ……………………………………………………… 106

こ

交感神経 ……………………………………………………… 46
抗不整脈薬 ………………………………………… 56, 58, 148
興奮伝播 ……………………………………………………… 17
コロトコフ音 ………………………………………………… 100

さ

サイナス ……………………………………………………… 47
再分極 ………………………………………………………… 15, 141
左脚 …………………………………………………… 11, 67, 68
左脚後枝ブロック（LPH） ………………………………… 68
左脚前枝ブロック（LAH） ………………………………… 68
左脚ブロック（LBBB） ……………… 58, 62, 67, 89, 112
左軸偏位 ……………………………………………………… 25
左室圧 ………………………………………………………… 45
左室肥大 ……………………………………………………… 36
左心室 ………………………………………………………… 9
左心房 ………………………………………………………… 9
三尖弁 ………………………………………………………… 73
三段脈 ………………………………………………………… 60

し

ジギタリス …………………………………………………… 148
刺激伝導系 …………………………………………………… 6, 8
刺激伝導速度 ………………………………………………… 74

154

自己脈	121
四肢誘導	18, 21, 30, 41
持続型心室頻拍	84
支配領域	33
収縮期	45
収縮期圧	45
収縮時間	43
充電	141
上室	80, 82
上室性期外収縮 (SVPC)	56, 151
焼灼術	105
小児の心電図	52
除細動	92
徐脈	46, 51, 114, 119
徐脈頻脈症候群	50
自律神経	46
心筋虚血	32, 37
心筋梗塞	32, 35, 67, 68, 84
心筋細胞	6, 13, 141
心筋症	37
神経支配	47
人工産物	89, 94
心室	13, 84, 87, 90
心室興奮時間	67
心室細動 (VF)	86, 90, 92, 150
心室収縮	73
心室充電	16
心室性期外収縮 (PVC)	57, 58, 150
心室内伝導障害	58, 62
心室内伝導路	61
心室頻拍 (VT)	83, 87, 150
心室ペーシング	111, 119, 126
心室放電	16
心静止	93
心停止	93, 150
心電図検査	28
心電図モニター誘導	40
心電図誘導法	18
心嚢液貯留	37
心拍応答型	122
心拍出量	42, 45, 46
心拍数	42, 45, 52, 98
心房	13, 79, 102, 120
心房興奮	56
心房細動 (AF)	99, 102
心房収縮	73

心房充電	16
心房・心室ペーシング	120
心房性期外収縮 (PAC)	61
心房粗動 (AFL)	103, 151
心房ペーシング	111, 119, 126
心房放電	16

せ

正常洞調律	44
前下行枝	69
前行枝	33
センシング	111, 121
センシング感度	133
センシング機能	121
センシング部位	112
センシングフェラー	132
センシング不全	132
前壁	33, 34

そ

早期興奮症候群	109
早期収縮	55, 56, 58, 78
双極刺激	120
増高単極誘導	19
僧帽弁	45, 73
促進性心室固有調律	89, 151
側壁	33, 34
蘇生法	93

た

第1度房室ブロック	115, 151
第2度房室ブロック	116, 150
第3度房室ブロック	118
第Ⅱ誘導	39
体位変換	97
大動脈圧	45
大動脈弁	45
多形性	59
多形性心室頻拍	89
脱分極	15, 141
ダブルカウント	134
単極胸部誘導	27
単極刺激	120
単極誘導	19

ち

致死性不整脈	92
中隔	10

て

低マグネシウム血症	147

デルタ波	106, 109
電解質	140
電解質異常	146
電気軸	25
電気生理学的検査	105, 109
電気的エネルギー	15
電気的興奮	24, 44
電極	18, 40
テント上T波	146

と

同期	125
洞結節	7, 13, 44, 47, 48, 51, 60
洞性徐脈	47, 49, 151
洞性頻脈	47, 48, 82, 89, 151
洞調律	44
洞停止	50
洞不全症候群（SSS）	47, 50, 119, 151
洞房ブロック	50, 74
等容弛緩期	45
等容収縮期	45
突然死	91
トルサード・ド・ポアンツ	86, 89, 91, 147

な

ナトリウム	140

に

二段脈	60

の

ノイズ	94

は

パドル	92

ひ

非持続型心室頻拍	84
左冠動脈	33, 69
肥満	37
標準肢誘導	18
標準モニター誘導	40
頻拍	78, 81
頻拍性不整脈	106
頻拍発作	77, 85, 104
頻脈	77, 100

ふ

不応期	61
不完全右脚ブロック	66
不完全房室ブロック	116
副交感神経	46
副伝導路	106, 109

ブルガダ症候群	91

へ

ペーシング	117, 120
ペーシングスパイク	123, 126
ペーシングパルス	112
ペーシング部位	112
ペーシングフェラー	132
ペーシング不全	132
ペーシングレート	127
ペースメーカ	50, 117
ペースメーカ植込み術	110
ペースメーカ記号	120
ペースメーカ細胞	13
ペースメーカ適応	119
変行伝導	61

ほ

房室結節	10, 13, 51, 72, 106
房室順次ペーシング	128
房室接合部	13, 51, 72, 79, 108
房室接合部性調律	71, 74
房室ブロック	74, 115, 119
房室弁	73
房室リエントリー性頻拍（AVRT）	109
放電	141
補充収縮	51
発作性上室性頻拍（PSVT）	81, 82, 109, 151
発作性心房細動（PAF）	102, 151
発作性頻拍	77

ま

マグネシウム	148
慢性心房細動（CAF）	151

み

右冠動脈	33, 69
脈圧	99, 100
脈拍	42
脈拍数	98

む

無脈性電気活動（PEA）	93

め

迷走神経	49

も

モニター心電図	38
モニター電極	40
モニター誘導	38

ゆ

誘導法	18

よ

溶血	143
抑制	124

ら

ラウン分類	59

り

リエントリー	81
リエントリー回路	103
リード線	120
両室ページング	67

欧　文

A

Adams–Stokes発作	118
asystole	93
A–V block	115
A–V delay	128
A–V junctional rhythm	74
A–V sequential pacing	128

B　C

bradycardia–tachycardia syndrome	50
β遮断薬	148
cardiac arrest	93
cardiac standstill	93
Ca拮抗薬	148
CM5誘導	41

D　E　F

DDDページング	129, 130
escape beat	51
F波	103
f波	102

H　I　K

His束	11, 66
inhibit	122, 124
Kent束	105, 109
Kチャネル遮断薬	148

L　M　N

Long QT syndrome	91
Lown分類	59, 150
MCL誘導	41
Mobitz Ⅰ型	116
Mobitz Ⅱ型	117, 150
NASA誘導	38, 41
Naチャネル遮断薬	148
nonsustained VT	84

O　P

oversensing	132
pacing failure	132
PQ時間	44
pseudo VT	89
Purkinje線維	9
P波	14, 44

Q　R

QRS波	14, 44
QT延長症候群	86, 91
QT時間	44, 91, 146
rate response	122
R on T	59, 123, 150
R–R間隔	100, 116
R波	52
R波高	36

S

S–A block	50
sensing failure	132
short run	84
sinus arrest	50
sinus bradycardia	49
sinus tachycardia	48
slow VT	85, 89
Spike on T	123
ST部	32
sustained VT	84

T　U　V　W

torsade de pointes	86, 89
trigger	122, 125
T波	14, 44, 134, 142
U波	44, 147
VVIページング	127
Wenckebach型	116
Wenckebach周期	116
Wolff–Parkinson–White syndrome	109
WPW症候群	104, 109

数　字

1回拍出量	45
3点誘導	40
5点誘導	41
12誘導	21, 26
12誘導心電図	28, 32, 34

本書は、『ハート先生の心電図教室 Part 1』
（市田 聡著, 心臓病看護教育研究会, 2002年発行）を改訂・改題したものです。

ハート先生の
心電図レクチャー 基礎編

2024年5月20日　第1版第1刷発行

著　者　市田　聡
発行者　有賀　洋文
発行所　株式会社　照林社
〒112−0002
東京都文京区小石川2丁目3−23
電話　03−3815−4921（編集）
　　　03−5689−7377（営業）
https://www.shorinsha.co.jp/
印刷所　共同印刷株式会社

検印省略（定価はカバーに表示してあります）
ISBN978-4-7965-2618-0
©Satoshi Ichida/2024/Printed in Japan